Standardized

Diagnosis and Treatment Manual of Comorbidity Anxiety of Physical Conditions

躯体疾病共病焦虑
规范化诊疗手册

主　审　季建林　吴爱勤

主　编　袁勇贵　沈鑫华

学术秘书　葛陈捷

U0380281

东南大学出版社
SOUTHEAST UNIVERSITY PRESS
·南京·

图书在版编目(CIP)数据

躯体疾病共病焦虑规范化诊疗手册 / 袁勇贵,沈鑫
华主编. — 南京:东南大学出版社,2024.8. — ISBN
978-7-5766-1525-8

Ⅰ. R749.7-62

中国国家版本馆 CIP 数据核字第 2024L5J679 号

躯体疾病共病焦虑规范化诊疗手册
Quti Jibing Gongbing Jiaolü Guifanhua Zhenliao Shouce

主　　编	袁勇贵　沈鑫华	
责任编辑	褚　蔚	
责任校对	子雪莲　　封面设计　毕　真　　责任印制　周荣虎	
出版发行	东南大学出版社	
出 版 人	白云飞	
社　　址	南京市四牌楼 2 号(邮编:210096　电话:025 - 83793330)	
经　　销	全国各地新华书店	
印　　刷	南京玉河印刷厂	
开　　本	700mm×1000mm　1/16	
印　　张	10.5	
字　　数	136 千字	
版　　次	2024 年 8 月第 1 版	
印　　次	2024 年 8 月第 1 次印刷	
书　　号	ISBN　978-7-5766-1525-8	
定　　价	68.00 元	

(本社图书若有印装质量问题,请直接与营销部联系。电话:025 - 83791830)

前言

PREFACE

随着社会的发展，人们的工作和生活节奏加快，主观压力感受增强，焦虑越来越成为现代人最突出的心理问题。流行病学研究也显示，焦虑障碍已成为我国最常见的精神疾病，引起了全社会的广泛关注。据调查，在我国就诊于综合医院的患者中，焦虑障碍患病率为 8.1%，其中就诊于心血管内科的患者存在焦虑症状的比例为 30.46%、就诊于消化内科的患者存在焦虑症状的比例为 11.11%。焦虑与躯体疾病关系密切、互为因果，如果患者的焦虑症状能得到及时诊治，无疑对躯体疾病的恢复也大有帮助。而到目前为止，我国尚没有一本系统介绍躯体疾病共患焦虑相关内容的工具书，以深入探讨焦虑／焦虑障碍与各非精神系统疾病的共病现象和规范化的临床诊治，旨在为临床医生提供全面的指导，以便更好地识别、评估和治疗这些复杂的共病情况。本手册正是为此而编写。

我们首先阐述了共病的概念：它不仅仅是多种疾病的简单叠加，而是涉及生物学、心理学和社会因素的交互作用，然后对各系统中较为常见的躯体疾病与焦虑障碍的共病情况进行了细致分析，特别关注的是躯体疾病与焦虑障碍之间的相互作用，这种相互作用可能导致病情的恶化和治疗的复杂化。

书中的相应章节深入探讨了这些共病的流行病学、发病机制、临床表现、评估和诊断方法以及综合治疗策略，不仅提供了丰富的医学信息和治疗建议，还强调了个体化治疗和多学科合作的重要性。在治疗策略方面，强调了综合治疗的重要性，包括生活方式干预、药物治疗、心理治疗和物理治疗等多种方法的结合。药物治疗部分详细介绍了各种药物的作用机制、适应证和不良反应，为临床医生提供临床上实用的指导。心理治疗部分则探讨了认知行为疗法、放松训练、正念冥想等常用心理干预手段在治疗躯体疾病共病焦虑中的应用。书中还讨论了中医治疗、运动疗法和神经调控技术等非药物治疗方法，为读者提供了更多样化的治疗选择。我们还特别强调了健康教育在共病管理中的作用，提倡患者积极参与疾病的管理，提高对疾病的认识，学习有效的应对策略，从而改善生活质量和预后。此外，书中还提出了对未来研究方向的展望，鼓励开展更多高质量的研究，以填补现有知识的空白，并不断优化共病治疗策略。

　　总之，本手册通过大量研究数据和案例分析，揭示了共病现象的普遍性和严重性，强调了在临床实践中对共病问题的关注和干预的必要性。作为诊疗规范类工具书，本手册旨在帮助临床医生更好地理解和提高应对躯体疾病共患焦虑临床诊治水平。我们希望本手册能成为临床医生的重要参考，造福广大患者。

　　我们殷切期望使用这本《躯体疾病共病焦虑规范化诊疗手册》的临床医师们提出宝贵的意见和建议，以便将来再版时进一步更新完善。

袁勇贵　　沈鑫华

2024 年 4 月 25 日

目录 CONTENTS

第一章

躯体疾病共病焦虑总论

第一节

概　述

　　临床上，躯体疾病和精神疾病在同一患者身上发生较为常见，这可被称为"共病"。"共病"的概念由美国耶鲁大学流行病学教授Feinstein 于 1970 年首次提出；2008 年，世界卫生组织将"共病"正式定义为：同时具有多种长期且需要持续性、多样化治疗的健康问题。英国国家卫生与临床优化研究院(NICE)，也将共病定义为长期健康问题，包括躯体和精神方面的健康问题、复杂的症状集合(如衰弱、慢性疼痛等)、视力及听力等感官损害等。不同于多重躯体共病，精神障碍患者的共病表现为同时具有精神类和躯体类疾病，其精神症状往往表现为焦虑、抑郁等，而其躯体疾病在现有"身心分离"治疗模式下经常被忽略，因此患者的治疗效果更差。本书则主要关注躯体疾病和焦虑共病的问题。

　　2007 年发表的 17 个国家的成年人进行的 18 项一般人口调查($n=42\ 249$)，对 DSM-Ⅳ 标准诊断的抑郁症和焦虑障碍通过综合国际诊断访谈(CIDI 3.0)的面对面交流进行评估，通过标准检查表确定慢性身体状况，通过独立考虑抑郁症和焦虑症(即抑郁无焦虑、焦虑无抑郁)和联合考虑(即抑郁加焦虑)来评估精神障碍和身体状况之间的关系。结果：首先，它证实焦虑障碍和抑郁症都与慢性身体状况独立相关；其次，这项研究得出了一个新发现，即同时患有抑郁症和焦虑症会进一步增加多种身体状况同时发生的风险，在其所研究的身体疾病中，心脏病和慢性疼痛与抑郁症和焦虑症的关联最强。

当评估一个同时患有躯体疾病的焦虑患者时，必须考虑焦虑的所有潜在病因，这里分为四类：原发性焦虑或其他精神障碍引起的焦虑、因躯体疾病影响而产生的焦虑、由于物质／药物的作用而引起的焦虑、由于患者对疾病经历的心理反应而产生的焦虑。DSM-5 的分类中有"由于其他躯体疾病所致的焦虑障碍（anxiety disorder due to another medical condition）"，以惊恐发作或焦虑为主要临床相，来自病史、躯体检查或实验室检验的证据显示，该障碍是其他躯体疾病的直接的病理生理性结果。ICD-11 的分类中有"继发焦虑综合征（secondary anxiety syndrome）"，其含义和 DSM-5 类似。重要的是，要注意生理上继发于另一种疾病的焦虑与原发性焦虑障碍或对疾病的焦虑反应引起的焦虑之间的区别。例如，甲状腺功能亢进症似乎在生物学上会引起焦虑，而糖尿病通常不会。DSM-5 及 ICD-11 中对其他疾病引起的焦虑的诊断是指前者，而不是后者。当焦虑与特定医疗状况之间存在流行病学关联时，由于因果关系的假设，这种差异可能会令人困惑。例如，焦虑障碍在偏头痛患者中很常见，但焦虑障碍的发生通常先于偏头痛。需要引起重视的是，对于许多患有躯体疾病的患者来说，焦虑的病因是多因素的，并且可能随着病程而变化。

第二节

常见的焦虑障碍分类

对于表现为焦虑的躯体疾病患者，考虑原发性焦虑或其他精神障碍的可能性作为其症状的病因至关重要。这些疾病在躯体疾病患者中尤为普遍，如果不及时诊断和治疗，可能会干扰药物治疗，对结果产生不利影响，并增加发病率和死亡率。以焦虑为突出特征的特定精神障碍见下：

一、广泛性焦虑障碍（GAD）

尽管社区样本中 GAD 的 12 个月患病率约为 2.0%，但一项国际研究发现，初级保健人群中 1 个月的患病率为 7.9%。GAD 可能导致过度使用医疗保健资源。GAD 的躯体症状，如疲劳、肌肉紧张和失眠，通常会导致患者最初就诊于初级保健医生处，故鉴别诊断中考虑 GAD 是有必要的。GAD 往往与较差的医疗结局独立相关，例如，在心肌梗死后的 10 年中，GAD 可能导致死亡风险增加近两倍。

二、惊恐障碍

患有惊恐发作的患者是医疗保健的高利用者。许多出现胸痛的患者被发现患有惊恐障碍。研究人员估计，至少有三分之一的胸痛但冠状动脉正常的患者患有惊恐障碍。惊恐发作可能难以从症状上与阵发性房性心动过速相鉴别，两者都常见于年轻、健康的女性，并且经常共病。头晕、肠易激综合征和惊恐障碍也有较高的共病。

三、特定恐惧症

虽然特定的恐惧症很常见，但它们很少引起医生的注意，较例外的情况是血液注射损伤恐惧症和幽闭恐惧症。据报道，在美国有 9% 的青少年发生血液注射损伤恐惧症，其可能导致患者在医疗过程中昏厥或因此而避免注射和血液检查。在一项针对 6500 名接受 MRI 检查的患者的研究中，幽闭恐惧症事件发生率为 10%。

四、躯体疾病所致的焦虑

据报道，许多躯体疾病会引起焦虑。当原发性焦虑障碍的病史不典型（例如，缺乏个人或家族史、缺乏社会心理应激源）以及焦虑发作年龄较晚时，考虑焦虑的躯体原因就显得很重要。当焦虑伴有不成比例的身体症状（例如明显的呼吸困难、心动过速、震颤）或非典型症状（例如晕厥、意识模糊、局灶性神经系统症状）时，评估躯体原因也很重要。

对焦虑患者的医学评估应从全面的病史采集和体格检查开始，包括神经系统检查。评估的其他组成部分（包括实验室检查、影像学检查和其他诊断性检查）应根据患者的具体躯体症状确定。例如，癫痫样发作的患者可能需要神经科会诊和脑电图。在没有其他提示罕见焦虑医学病因发现的情况下，不建议常规筛查这些病因（例如嗜铬细胞瘤或类癌肿瘤）。

与焦虑相关的常见躯体疾病，按系统组织分为：内分泌疾病和代谢紊乱、心血管疾病、呼吸系统疾病和神经系统疾病。

（一）内分泌疾病和代谢紊乱

焦虑症状通常发生在甲状腺功能亢进症患者中，故甲状腺功能检查是精神疾病患者的常规检查。伴随甲状腺功能亢进症的肾上腺素能过度反应，为其与焦虑的关联提供了解释。亚临床和临床甲状腺功能亢进症患者的焦虑水平已被证明是升高的。引起焦虑的甲状腺功能亢进症可能难以与原发性焦虑障碍相鉴别；甲状腺功能亢进症的其他体征，如持续性心动过速或怕热，有助于识别前者。然而，要正确区分两者仍具有难度，例如，β受体阻滞剂可以同时缓解甲状腺功能亢进和焦虑的症状；焦虑的改善通常与甲状腺功能亢进的改善相平行。

引起焦虑的其他内分泌疾病包括嗜铬细胞瘤、低血糖和肾上腺功能亢进。对于表现为焦虑的躯体疾病患者，代谢紊乱也应被视为可能的病因，例如，高钙血症可能表现为焦虑和其他神经精神症状。

（二）心血管疾病

心血管疾病与焦虑高度相关。例如，冠状动脉疾病患者 GAD 的终生患病率为 26%，远高于普通人群 3%～7% 的终生患病率。心力衰竭和心律失常也显示出与焦虑的明显关联。焦虑和心脏病有一些共同的病理生理学，如炎症标志物（如白细胞介素-6）升高、血管内皮功能障碍、血小板功能障碍和自主神经稳定性紊乱。

（三）呼吸系统疾病

肺部疾病患者经常会出现焦虑。一项超过 11000 人的针对加拿大居民的人群调查发现，慢性阻塞性肺病（COPD）患 GAD 调整风险是非 COPD 患者的四倍。台湾的一项人群研究显示，哮喘和焦虑已被证明是彼此的独立危险因素。患有哮喘或慢性阻塞性肺病，病人的心理压力和生活的不确定性会导致这种关联；内在的生理因素也是如此，如高碳酸血症和过度换气都可能导致惊恐发作症状。焦虑可导致更多的 COPD 恶化，进而出现肺部和焦虑症状相互加剧的恶性循环。此外，一些治疗哮喘的药物也可能引起焦虑。除哮喘和慢性阻塞性肺病外，其他呼吸系统疾病也与焦虑有关：肺栓塞可能导致出现焦虑症状，如果栓子很小，发作时可能会被误诊为惊恐发作。

（四）神经系统疾病

一项系统评价和荟萃分析发现，帕金森病患者中焦虑障碍的患病率为 31%，高于一般人群。焦虑通常出现在帕金森病躯体症状之后，可能源于日常功能受损和长期预后的不确定性。帕金森病焦虑的神经生物学尚未明确，但功能影像学研究显示尾状核和壳核中的多巴胺能神经元密度与焦虑严重程度负相关。与帕金森病有关的多巴胺能神经回路与焦虑相关系统（例如血清素能系统）也密切相关。焦虑也可能由治疗帕金森病的药物引起，例如左旋多巴。

焦虑障碍在癫痫中很常见。法国的一项研究发现，34% 的全身性癫痫发作患者符合 GAD 标准。复杂的部分性癫痫发作可能伴有惊恐障碍症状，如恐惧、人格解体、现实解体、头晕和感觉异常等。动物模型提示，焦虑和癫痫有潜在的相似的神经生物学机制：兴奋性电流都集中在杏仁核和海马体周围。故几种药物(尤其是苯二氮䓬类药物)既可被用于治疗焦虑,也可被用于治疗癫痫。焦虑还有许多其他神经系统原因,包括中枢神经系统肿瘤、前庭功能障碍和脑炎。

五、物质/药物所致焦虑

在评估有焦虑的躯体疾病患者时,还要考虑药物的使用或停用是否可能促成焦虑。咖啡因和非处方拟交感神经药无需处方即可获得,是普通人群焦虑的常见影响因素。咖啡因可能大量存在于咖啡、茶、含咖啡因的苏打水和其他含咖啡因的饮料,以及用于提高警觉性、减肥和治疗头痛的非处方制剂中。用作减充血剂的非处方拟交感神经药(例如伪麻黄碱)经常引起焦虑。同样,广泛使用的中草药制剂麻黄也可能导致焦虑。

六、焦虑作为对疾病体验的心理反应

认识到健康的重要性加上躯体疾病预后的不确定性,导致许多躯体疾病患者感到焦虑,特别是有焦虑倾向的个体,疾病的社会心理应激可能足以诱发其焦虑障碍。但精神科医生应避免对个别患者的焦虑原因作出假设,例如,人们很容易认为等待心脏手术的患者害怕死亡,而实际上患者可能更关心潜在的残疾。在接触焦虑患者时,精神科医生应考虑焦虑的所有潜在心理原因。

（一）医疗诊断的不确定性

有些人过度担心他们可能患有严重疾病,常规评估即可能会引起焦虑,尤其是那些有个人史或家族病史的人。例如,有乳腺癌家族史的女性,在常规乳房 X 光检查之前的一段时间内可能会变得非常焦虑。人们在初步评估和收到最终结果的这段时间里也可能会出现焦虑,例如医生告诉患者"这可能没什么,但进行脑部 MRI 检查是为了确保万无一失"。长期的诊断不确定性更令人焦虑,例如当患者被告知"您的前列腺特异性抗原升高,我们应该等待并在几个月

后重新评估您的水平"。尽管医生很清楚医学诊断存在固有的不确定性,但患者通常对这一事实感到不放心。

（二）医疗预后的不确定性

许多躯体疾病的病程、预后不确定,患者会持续担心复发,尤其是当他们患有经常复发的疾病（例如心律失常、癌症、多发性硬化症）时。同样,很多病人担心他们的治疗会失败,即使他们最初的治疗是成功的,甚至是预后良好的患者也经常会感到焦虑,例如95%的治愈率让许多患者放心,但有些人仍将难以应对5%复发率的可能。此外,患者可能会在网上搜索并找到不准确的信息,导致问题更趋复杂化。

（三）对自己身体的焦虑

许多人因为疾病对他们身体的未来影响感到焦虑,患者可能担心他们会失去某个身体部位,例如截肢。在某些疾病（例如糖尿病和外周血管疾病）中,对截肢的持续恐惧尤其严重。其他人可能担心他们会失去功能,或者自己会变得过度依赖他人。例如,糖尿病患者可能害怕最终失明,慢性阻塞性肺病患者可能害怕"被呼吸机钩住",而患有前列腺癌的男性可能害怕阳痿和尿失禁。其他人则害怕痛苦的经历,例如,转移性癌症患者往往害怕自己会出现持续的剧烈疼痛。了解这些恐惧可以帮助医生提供有针对性的安慰（例如疼痛将得到积极治疗）。

（四）死亡恐惧

所有的人,无论他们的身体健康状况如何,都会在生命中的某个时候害怕死亡,身体疾病的经历往往会加剧这种恐惧。医生必须探究害怕死亡的具体原因（例如,患者可能害怕死于分娩,因为这种情况在近亲身上很多年前发生过）;确定对死亡风险的不合理高估,可能会带来顾虑的消除。死亡焦虑的评估还应包括让患者有机会讨论关于死亡的存在主义想法。医生应评估与死亡相关的特定恐惧,例如，一位病人实际上或许对死亡感到平静，但可能担心她的家人没有她就无法生存，在这种情况下，患者家属的参与可能会带来安慰和更平静的死亡过程。

（五）对残疾对身份和生计影响的焦虑

即使疾病本身不足以引起焦虑，患者也可能担心疾病对其工作和履行家务能力、家庭经济造成影响。医疗报销的不确定性甚至可能让被保险人感到担忧。没有保险的患者往往非常担心他们或他们的家人如何支付治疗费用，以致他们拒绝治疗或避免寻求医疗保健。在这些情况下，与家庭成员、社会工作者和财务顾问会面可能会有所帮助。

（六）对陌生人和独自在医院感到焦虑

即使是让他们自己的私人医生执行医疗程序，患有躯体疾病的患者也会变得焦虑，因此，将自己的生命托付给他们刚刚在急诊科或 ICU 遇到的医生时，急症患者变得非常焦虑也就不足为奇了。对于已有信任问题的个体（例如偏执狂或边缘型人格障碍患者），接受不熟悉的临床医生可能特别困难。同样，一些患者通常难以忍受独自在医院。由于许多人在住院期间会发生退行，因此当独自留在陌生的环境中时，有依赖需求的患者可能会变得过度焦虑也就可以理解了。

（七）对医生负面反应的焦虑

许多患者担心医生对他们的看法，过度关注可能导致不愿寻求医疗保健。那些因不听从医生的建议（例如，未能减肥、戒烟或更可靠地检查血糖水平）而感到内疚的人，可能会因为害怕被责骂而取消预约。同样，一些患者的焦虑可能导致他们拒绝或未能透露重要信息（例如，关于性危险因素或酒精摄入量）。焦虑在引起或加重自身疾病的患者中可能尤为突出，医生应警惕患者可能过度焦虑的线索，对消极反移情的认识是必不可少的。始终如一地、坚定地提醒需要适当的医疗护理是合适的，但过度的批评没有必要，并可能导致依从性差。

第三节

焦虑和惊恐的病理生理学

焦虑和惊恐的急性症状是"战斗或逃跑"反应的身体和心理症状。这些症状是儿茶酚胺释放增加和过度换气的结果，两者具有重叠的症状特征。在"战斗或逃跑"反应期间，杏仁核和边缘前脑受到刺激，导致下丘脑和外侧导水管周围灰质（LPAG）激活。LPAG刺激脑桥和延髓，激活脊髓和脑干的运动网络，触发"战斗或逃跑"的运动反应。广泛的交感反应是通过背侧下丘脑的交感神经激活而启动，进而肾上腺髓质激活，最后儿茶酚胺从肾上腺髓质和交感神经末梢释放，引发行为和生理变化，使身体做好克服应激源的准备。儿茶酚胺、肾上腺素和去甲肾上腺素在"战斗或逃跑"反应中发挥着至关重要的作用，既充当神经递质又充当激素，产生心血管、呼吸和代谢的作用。

肾上腺素和去甲肾上腺素通过与位于大多数外周平滑肌、器官和腺体上的肾上腺素能受体结合产生生理变化。它们在应激时增加2～10倍，起到强大的心脏兴奋剂的作用，提高心率，增加心肌收缩力和冠状动脉血流量。儿茶酚胺会引起肾脏、胃肠道和皮肤的血管收缩，以便将血流重新分配到骨骼肌。它们减少支气管腺体的液体分泌，放松支气管平滑肌，放松胃肠道平滑肌，并导致瞳孔放大。肾上腺素会导致血糖水平和游离脂肪酸升高，可作为骨骼肌、心脏和大脑的能量来源。儿茶酚胺对平滑肌的作用和刺激肾素-血管紧张素-醛固酮系统会让血压升高。这些生理效应会导致焦虑和惊恐患者出现症状。"战斗或逃跑"反应的另一个表现是呼吸增加，这是通过边缘系统和下丘脑与脑干呼吸中枢之间的连接而发生的。过度换气是惊恐发作时最常见的生理反应之一，在过度换气期间，个体呼出过量二氧化碳，导致急性呼吸性碱中毒，动脉二氧化碳分压（$PaCO_2$）下降，pH 值升高。长期过度呼吸的患者可能会出现代偿性呼吸性碱中毒，其 pH 值接近正常且碳酸氢盐（HCO_3^-）减少，碱中毒增加钙与白蛋白的结合，减少离子钙，并将钾转移到细胞中，导致血清低钾血症。这种低碳酸血症引起的呼吸性碱中毒会产生多种症状。低钙血症导致神经兴奋性增加，导致感觉异常（嘴唇和四肢刺痛）和手足痉挛。心动过速可能是由呼吸性碱中毒发生的生理变化引起的，包括低钾血症和交感神经活动增加。胸痛可能是由冠状血管痉挛或心肌供氧减少引起的，也可能是过度呼吸时过度使用胸壁肌肉而不是正常呼吸时使用隔膜的结果。感觉热、脸红和出汗是由于呼吸做功增加导致换气过度所致。急性呼吸性碱中毒会出现胃肠道症状，包括恶心、呕吐和胃肠蠕动增加。外周和中枢神经系统症状包括头晕、眩晕、焦虑、健忘和笨拙。过度换气可能并不明显，并且长时间的轻度过度换气可能不会产生相应的身体症状，因为身体会补偿二氧化碳的下降。然而，长期轻度过度换气可能会导致持续的焦虑和惊恐感。任何呼吸变化（例如打哈欠或叹气）都可能引发症状，因为身体可能无法进一步补偿二氧化碳的任何额外减少。

第四节

干预及自我管理

应该向个人强调，焦虑可能是对压力情况的正常反应，它带来的生理变化旨在对感知到的威胁或危险做出快速反应。当需要体力消耗时，身体的反应（"战斗或逃跑"反应）特别有帮助。这种反应是一种与生俱来的动物本能，从进化的角度来看，它为个体提供了从潜在的生命威胁情况中生存的好处。这种威胁反应在短期内是有用的，但从长远来看却没有用，而且在我们生活中引起焦虑的许多情况下也没有用。因此，在当前的社会背景下，个体需要采取策略来控制"战斗或逃跑"反应。

鼓励缓慢的膈式呼吸，并解释"战斗或逃跑"反应的作用，在急诊科对出现焦虑和惊恐的患者进行简短的干预可能是有益的。惊恐症状可能在没有任何明显触发因素的情况下发生，症状经常被误解为由于严重的身体问题所致，因此症状本身就会引发焦虑，使紧张忧虑的循环持续下去。惊恐症状引起的胸痛会导致患者更频繁地使用医疗服务，包括急诊室，导致生活质量下降、健康结果较差和药物使用增加。有关焦虑的性质、"战斗或逃跑"反应、过度换气的作用以及惊恐者通常持有的恐惧和认知反应的信息是支持个人解决焦虑和惊恐症状的第一步。知晓了焦虑和惊恐相关的常见恐惧可以让人安心并使人的经历正常化。例如，经历惊恐发作的人经常报告说他们"发疯了"或"失去了控制"，让我们确信这是许多经历过惊恐发作的人所常有的恐惧，可以起到极大的治疗作用。过度换气、接不上气、呼吸困难和窒息感是惊恐发作的主要特征。过度换气可能是惊恐的结果，也可能是引发惊恐发作的最初线索。增加和稳定血液中的二氧化碳水平对于纠正过度换气是必要的，因此缓慢的呼吸练习可以有效控制症状。缓慢呼吸涉及有意识地减慢呼吸，应在出现过度呼吸的第一个迹象时就开始。虽然通常需要一些练习和耐心，但症状应该会消退并且不会发展为惊恐发作。定期练习缓慢呼吸，以便在需要时使用该技术，让患者感到舒适。

鼓励人们从事他们感到放松的活动和兴趣爱好，将注意力从身体和认知症状上转移开，例如瑜伽、冥想或园艺。改变新陈代谢的运动(例如轻快的步行、跑步、游泳或骑自行车)已被证明可以有效释放与焦虑和惊恐相关的神经能量,从而减轻症状。瑜伽或太极拳等温和的运动,加上呼吸技巧和正念,也可能有很大的好处。下面列出了一系列自我管理焦虑和惊恐的建议:

(一)自我管理

焦虑和惊恐的症状是"战斗或逃跑"反应的一部分,是对压力事件的正常反应,但控制这些症状很重要。请注意,对焦虑的心理反应可能会使焦虑变得更糟,也可能变好。

(二)练习缓慢呼吸

可以在惊恐发作期间缓慢呼吸练习来帮助逆转症状,当然也可以在其他方面进行练习来帮助控制焦虑和避免惊恐发作。

(三)减少活性物质的使用

(1)减少酒精摄入量。许多人用酒精来控制焦虑,他们发现喝酒时焦虑感减轻,这是因为酒精是一种抑制剂,但又有反弹效应,通常在饮酒后的第二天焦虑感就会加剧。焦虑也是酒精戒断的一个重要组成部分。酒精也会对情绪产生负面影响。

(2)减少咖啡因和尼古丁的摄入量。咖啡因和尼古丁会让你感到更加焦虑。

(3)避免非法兴奋剂和大麻。

(四)生活规律调整

(1)保持良好的睡眠卫生。

(2)定期进食(即使少量)。人们在焦虑时通常不会想吃东西,但不吃东西会影响血糖水平和加剧焦虑症状。

(3)做运动或放松活动。改变新陈代谢的运动有助于释放神经能量,例如跑步、快走、游泳和骑自行车。焦虑和惊恐症状可以自然慢慢消失,但等待较消极,因此参加一些活动来转移焦虑症状是很重要的,到户外散步、做园艺、去海滩/公园。事实证明,亲近大自然具有镇静作用。也可做一项自己喜欢且令人放松的活动，如园艺、清洁、瑜伽、普拉提、看电影或与人或独自去咖啡馆享受。

（五）练习正念和冥想

下载应用程序。尽管建议远离屏幕，但下载到手机上的冥想应用程序可能会有所帮助。一个例子是"clam（平静）"，这包含缓慢的呼吸计时器、引导冥想、让人平静的音乐，辅助睡眠。该应用程序有许多免费选项可用。

（六）数字健康干预措施

数字健康干预措施（digital health interventions，DHI）即通过数字技术提供健康干预措施，可能有助于克服提供精神卫生保健（耻感和获取）和慢性病照护（沟通障碍和缺乏适当信息）的障碍，因为它们能够远程、谨慎、实时地访问。荟萃分析分析表明 DHI 是改善慢性病人群心理和疾病特异性结果的有效干预措施，其效应值为小到中等。最新且规模最大的荟萃分析报告称，与常规护理或候补名单对照相比，基于网络的自我引导干预措施可显著减少抑郁和焦虑，但效应值较小。这些技术包括基于网络、移动设备、远程医疗系统、电子健康记录、虚拟现实及多种技术的结合；针对的精神疾病是焦虑、抑郁或两者的结合；针对的躯体疾病主要是糖尿病、癌症、高血压、心脏衰竭、慢性阻塞性肺疾病、中风、任何慢性病、多种慢性病。干预的手段有教育、认知行为疗法、行为激活、问题解决疗法、接受与承诺疗法、心理健康状况或症状监测、同伴支持、与医疗保健提供者的沟通、正念、聊天室或论坛。指导提供者有：护士、心理学家、同行认证专家、受过培训的非专业人员、专职医疗保健专业人员、研究人员、医师、多种专业人员。指导内容：回答问题、信息与反馈、促进参与和依从、发送提醒、提供支持、监测症状、培训使用干预措施、鼓励或积极强化、主持论坛、辅导、签到等。指导的递送手段：组合、电话、电子邮件、基于网络的消息、亲自拜访、微信消息等。

第五节
治 疗

治疗包括药物治疗、心理治疗和物理治疗。

一、药物治疗

选择性 5-羟色胺再摄取抑制剂(SSRIs),包括:西酞普兰、艾司西酞普兰、氟西汀、氟伏沙明、帕罗西汀、舍曲林,以及 5-羟色胺-去甲肾上腺素再摄取抑制剂(SNRIs)包括度洛西汀、文拉法辛缓释型等,仍然是广泛性焦虑障碍、社交焦虑障碍和惊恐障碍的一线药物治疗。

二线到三线的药物包括:苯二氮䓬类药物,如阿普唑仑、氯硝西泮、地西泮、劳拉西泮;阿扎哌隆类药物,如坦度螺酮、丁螺环酮;三环类药物,如氯米帕明、多塞平、丙米嗪;抗痉挛药,如加巴喷丁;抗组胺药,如羟嗪;β-受体阻滞剂,如普萘洛尔。

荟萃分析表明,与安慰剂相比,SSRIs 和 SNRIs 具有小到中等效应量(例如,广泛性焦虑障碍:标准化平均差[SMD],—0.55[95%可信区间,—0.64～0.46];社交焦虑障碍:SMD,—0.67[95%可信区间,—0.76～—0.58];恐慌症:SMD,—0.30[95%可信区间,—0.37～—0.23])。

但也有学者认为,抗抑郁药物治疗焦虑的疗效证据有限,停药后复发很常见。用药物控制症状无助于培养个人的技能,可能使他们容易受到未来压力的影响。大多数抗抑郁药物的刚开始使用时会加剧焦虑和惊恐症状。不建议常规使用苯二氮䓬类药物来控制焦虑,因为相关药物会使人的基线焦虑增加,偶尔在急性应激的情况下会有所帮助。中成药如乌灵胶囊、甜梦口服液等，也有证据证明其对躯体疾病伴发的焦虑有效。

二、心理治疗

心理治疗包括认知行为疗法（Cognitive behavioral therapy，CBT）、基于互联网的 CBT（iCBT）、CBT＋药物、实用放松疗法、接纳与承诺疗法、聚焦惊恐的心理动力学疗法、基于冥想的认知疗法、基于冥想的减压。与心理安慰剂或药丸安慰剂相比，认知行为疗法是对焦虑障碍疗效最强的心理疗法（例如，广泛性焦虑障碍：Hedges'g＝1.01［大效应量］［95％ 可信区间，0.44～1.57］；社交焦虑障碍：Hedges'g ＝ 0.41［中小效应］［95％ 可信区间，0.25～0.57］；惊恐障碍：Hedges'g＝0.39［中小效应（95％ 可信区间，0.12～0.65）］。

文献中的证据发现，与仅接受心理治疗的人相比，接受药物治疗或接受药物与其他疗法相结合治疗的焦虑复发率更高，那些愿意尝试一系列非药物方法来改善自我管理的人往往预后良好。应鼓励在急诊室进行简短的干预，包括对症状的简单解释和自我管理建议，因为这也有很大可能避免症状重复出现。进行心电图等测试有双重好处，可排除导致症状的潜在身体健康原因，也可以让患者安心。然而，除非另有说明，否则不应重复进行这些测试。应以同理心、令人放心的方式验证所经历的身体症状，同时强调心理和身体健康之间的关系。躯体医疗和心理健康提供者之间的合作可能是最有效的方法。

三、物理治疗

多项研究表明，重复经颅磁刺激（rTMS）对 GAD 有效，但对惊恐障碍无效。低频（1 Hz）rTMS 刺激右侧背外侧前额叶皮层可有效改善 GAD 症状，且 rTMS 治疗后 GAD 异常时变脑电网络有恢复正常化趋势，疗效至少持续 1 个月。经颅直流电刺激（tDCS）刺激左内侧前额叶皮层（mPFC）并抑制右背外侧前额叶皮层（dlPFC），用于增强针对特定恐惧的暴露疗法。在特定恐惧暴露期间，tDCS 促进了参与及威胁评分减少，并能在 1 个月内更显著地减少痛苦和威胁评分，但其效果并未统一验证和推广。对于社交焦虑障碍的治疗，和假刺激组相比，tDCS 调节左侧 dlPFC 和 mPFC 可显著减少恐惧/回避症状和担忧，并改善干预后的情绪调节和生活质量。对于 GAD 的治疗，使用阳极 dlPFC/阴极 vmPFC 的 tDCS 减少了点探针测试中对威胁相关刺激的注意力偏差。

在选择治疗方法时，临床医生应考虑患者偏好、当前和既往的治疗、躯体和精神共病、年龄、性别和女性生殖计划，以及治疗费用和可行性，综合考虑。

参 考 文 献

[1] 章轶立，黄馨懿，齐保玉，等. 老年人共病研究的现实意义、内容方法与前景展望[J]. 中国循证医学杂志，2023，23(7)：862 - 868.

[2] 朱鸣雷，刘晓红，董碧蓉，等. 老年共病管理中国专家共识(2023)[J]. 中国临床保健杂志，2023，26(5)：577 - 584.

[3] 喻月慧. 精神障碍患者共病管理问题研究现状及展望[J]. 中国卫生事业管理，2023，40(6)：466 - 470.

[4] Scott K M, Bruffaerts R, Tsang A, et al. Depression-anxiety relationships with chronic physical conditions：Results from the World Mental Health surveys[J]. Journal of Affective Disorders，2007，103(1/2/3)：113 - 120.

[5] Derrick K, Green T, Wand T. Assessing and responding to anxiety and panic in the Emergency Department [J]. Australasian Emergency Care，2019，22 (4)：216 - 220.

［6］ Shah A，Hussain-Shamsy N，Strudwick G，et al. Digital health interventions for depression and anxiety among people with chronic conditions：Scoping review［J］. Journal of Medical Internet Research，2022，24(9)：e38030.

［7］ Levenson J L. The American Psychiatric Association Publishing textbook of psychosomatic medicine and consultation-liaison psychiatry［M］. 3rd ed. Washington D. C：American Psychiatry Association Publishing，2019

［8］ Szuhany K L，Simon N M. Anxiety disorders：A review［J］. JAMA，2022，328 (24)：2431-2445.

［9］ Lee H J，Stein M B. Update on treatments for anxiety-related disorders［J］. Current Opinion in Psychiatry，2023，36(2)：140-145.

［湖州市第三人民医院精神科　**沈鑫华**］

第二章

乳腺癌共病焦虑规范化诊治

第一节
概　述

根据 2020 年世界卫生组织公布的统计资料，乳腺癌全球新发病例高达 226 万例，在所有肿瘤中占 11.6%，已然超过肺癌成为全球最多发的恶性肿瘤。作为女性最常见的肿瘤，其死亡人数也占全球女性恶性肿瘤死亡人数的首位，严重影响着女性患者的身心健康。近年来，随着肿瘤早期筛查技术的发展和综合治疗手段的完善，乳腺癌的 5 年生存率显著提升。中国国家肿瘤中心数据显示，我国乳腺癌患者的 5 年生存率超过 83%。这也预示着如何解决乳腺癌的伴随疾病以此提高患者生存及生活质量，成为这一大类群体全方位治疗的重中之重。

抑郁和焦虑是乳腺癌伴随疾病中最常见的精神心理问题。国外的调查结果显示，各阶段乳腺癌患者中伴发/共病焦虑的比例在 12%～47%，在明确诊断后的一年内发病率最高。虽然有研究提示在积极进行肿瘤治疗后，焦虑的症状会得到部分缓解，但肿瘤诊断作为一个"灾难性"的应激源，长期处于持续焦虑状态的患者仍不在少数。从生理-心理-社会医学模式的角度看，焦虑不仅引起乳腺癌患者主观上明显的痛苦体验，这种紊乱的心理状态也会导致她们短期内的治疗依从性下降，长久来看更是增加肿瘤复发和全因死亡率的独立危险因素。因此，临床医师及时筛查出潜在的焦虑患者并进行针对性的有效干预，是促进乳腺癌患者全面康复的关键环节。

第二节

发病机制

焦虑障碍的病因及发病机制目前尚不明确，乳腺癌共病焦虑状态更为复杂。除了焦虑障碍发生的机制如焦虑易感性人格、早年童年期创伤、不良的应对方式等是危险因素外，还与乳腺癌这个慢性应激事件引起多个生物、心理、环境因素改变有关。生物学因素主要包括内分泌、免疫等方面，肿瘤本身的特点、各类型治疗的副反应都可能是焦虑的促发因素。认识乳腺癌患者焦虑的病因和危险因素，有助于焦虑早期的筛查和干预。

一、危险因素

（一）年龄

近年来乳腺癌的发病群体呈现年轻化的趋势，较年轻的患者通常更易伴发焦虑。肿瘤的确诊对年轻人社会功能的冲击可能更大，如失业带来的经济负担、孕龄期的性生活和怀孕问题、乳房切除术后的身体形象改变带来的自卑感等。

（二）社会因素

一般来说，低文化水平阶层的乳腺癌患者伴发焦虑的风险比高文化水平阶层者高，这可能与高文化群体可以通过专业书籍、网络等多个途径获取肿瘤相关知识有关，而低社会经济地位和低社会支持度的乳腺癌患者，其生活方式可能较封闭、家庭朋友等社会关系的不和谐等均会大大增加焦虑的风险。值得注意的是，肿瘤不仅对患者本人造成影响，同样也是家庭成员的重大应激事件，如果家属的应对方式不良，往往也会引起患者焦虑发生率的提升。

（三）肿瘤特征

乳腺癌的分期与焦虑的发生有关，高级别的肿瘤和伴随淋巴结转移都可能是独立的危险因素。晚期的乳腺癌患者发生骨转移时，骨质疏松和疼痛会进一步影响患者的情绪状态。

（四）肿瘤的治疗方式

关于乳腺癌的治疗方式，手术治疗中的乳房切除术会造成女性特征的缺失，相对乳房保留手术明显降低了生活质量，极其容易诱发患者的焦虑情绪。而放化疗过程中的副反应包括恶心呕吐、疲劳、脱发、体重增加等，经常影响到患者的日常生活，常引起预期性焦虑。

（五）共病其他躯体疾病

乳腺癌患者可能会共病冠心病、糖尿病、骨质疏松、慢性疼痛等躯体疾病，进一步增加了身心的负担，与焦虑的发生有关。毫无疑问，若乳腺癌患者在诊断前即存在抑郁焦虑障碍、物质滥用史、睡眠障碍等情况，也会增加肿瘤确诊后焦虑的发生率。

二、生物学因素

（一）下丘脑-垂体-肾上腺轴

焦虑可能与下丘脑-垂体-肾上腺轴（HPA轴）的功能增强有关，肿瘤诊断作为慢性应激源，可引起HPA轴的活动增强，导致血浆、脑脊液、尿液中皮质醇水平升高。有研究表明，正常人皮质醇水平的昼夜节律表现为早晨起床时最高、午夜最低，而伴有情绪问题的乳腺癌患者唾液内的皮质醇水平昼夜节律紊乱，具体体现在两个时间点峰值的差值减小。通过运动疗法改善情绪的同时也可以纠正这种紊乱的昼夜节律。

（二）交感神经系统

同样地，乳腺癌作为慢性应激事件可导致交感神经系统的异常激活，使得体内儿茶酚胺如去甲肾上腺素的水平升高，这也是焦虑发生较为公认的生物学因素之一。

（三）性激素

乳腺癌患者的焦虑状态很可能是由于雌激素水平下降所导致。一方面，针对雌激素受体阳性的乳腺癌患者，内分泌治疗如他莫昔芬是常见的治疗手段，其在大脑中分布时有类似雌激素的作用，参与情绪的调节。药物水平的波动容易诱发大脑内环境变化，引起5-羟色胺等多种神经递质水平的改变，从而诱发焦虑。另一方面，年轻女性患者，无论是接受卵巢去势手术还是内分泌治疗，均会导致卵巢功能过早衰退，引起雌激素水平的明显下降，最直接的结果是绝经期体验的提前，伴随而来的不良反应如潮热、疲乏、失眠等，对年轻患者的生活质量产生重大影响。对于正在接受激素替代治疗的更年期女性，在罹患乳腺癌后意味着必须停止激素替代治疗，再次体验围绝经期症状。既往的研究早已表明，绝经期女性性激素水平的急剧下降是焦虑发病的高危因素。

（四）免疫系统

众所周知，肿瘤的发生发展与免疫系统的功能紊乱密切相关，细胞免疫中的T淋巴细胞和肿瘤坏死因子、白介素等各种细胞因子的异常表达在乳腺癌发展中的作用均有报道。除此之外，肿瘤的慢性应激状态也会引起免疫系统失调，这可能是乳腺癌患者发生焦虑的原因之一。有研究表明长期处于压力状态下的小鼠体内，$CD4^+$ T淋巴细胞会产生大量的异常代谢产物——黄嘌呤，其通过血脑屏障后可作用于情绪处理中枢——杏仁核，影响该区域神经细胞的活化和功能，引发焦虑状态。另外，肿瘤化疗还可能诱导细胞的损伤过程，引起促炎症细胞因子的释放，参与异常情绪的发生。

三、心理因素

认知理论认为焦虑是个体面对危险时的一系列反应，歪曲的信息加工模式会导致焦虑体验。在肿瘤患者，值得关注的一点是他们对肿瘤复发的恐惧。尽管目前专家们认为这是一类肿瘤患者特有的现象，不能单纯地等同为焦虑，但该现象的核心特征仍被公认为是无法控制的持续担心和焦虑。Fardell 等人采用一种认知加工模型解释对肿瘤复发的恐惧，认为这类患者错误地将对自身健康的关注视为一种保护措施，从而激活了一种歪曲的认知加工模式，使得他们更加紧张于自己躯体症状的出现和变化，由此造成一种恶性循环，加剧了焦虑的产生。

乳腺癌患者焦虑的发生与罹患肿瘤直接相关，也受生理-心理-社会多方面的影响，上述各因素可能通过联合作用增加了个体发生焦虑的风险。

第三节

临床表现

焦虑是一种面对危险时的情绪反应，在处理应激事件时适度的焦虑可以充分调动身体的机能，具有一定的积极意义。但当焦虑的严重程度与现实威胁不相符或持续时间过长，则为病理性焦虑，主要表现为内心极度的紧张，运动性坐立不安，心悸、气促、出汗等明显的自主神经功能紊乱，常导致患者主观上的不愉悦感或社会功能受损。这里所提及的焦虑主要是焦虑状态，不一定符合某类焦虑障碍的诊断标准，但属于病理性焦虑，严重程度达到超出乳腺癌患者的自我调节能力，对医疗行为和日常生活造成明显影响。

一、乳腺癌共病焦虑的主要临床表现

（一）心理方面

焦虑的心理性表现即精神性焦虑，主要感受为反复出现无故的紧张不安和恐惧，常伴有注意范围狭窄、注意力难以集中及对周围环境如声音的敏感。患者常感到心神不宁，脑中存在过分担忧的想法，因此心烦意乱甚至激惹易怒。

（二）生理方面

1. 交感神经系统兴奋：增高的交感神系统活动可引起心慌、出汗、肌紧张、震颤、肌肉酸痛等。

2. 自主神经功能紊乱：可伴有机体多个系统及内脏器官的功能失调，如心血管系统出现心悸、心前区不适、心律不齐；呼吸系统出现呼吸困难、胸闷、过度通气；消化系统出现口干、吞咽困难、食道异物感、上腹不适、腹胀、肠蠕动增强或腹泻；泌尿生殖系统出现尿频或尿急、性功能障碍、经期不适；神经系统出现头晕、头痛、耳鸣等。

3. 睡眠障碍：增高的中枢神经系统警觉水平可伴有入睡困难、夜惊等睡眠障碍。

（三）行为方面

焦虑可出现运动性不安，如无目的的行为和动作增多，坐立不安，难以进行以目标导向的行为。另外，患者通常采取回避、退缩、物质依赖等不良行为模式来缓解焦虑。

二、分型

乳腺癌共病的焦虑可以按起病时间分为急性焦虑和慢性焦虑。

（一）急性焦虑

常出现于刚得知肿瘤诊断时，在常规检查、准备开始新的治疗方案、发现肿瘤复发和进展时也可发生，临床表现类似于惊恐发作，突发心悸、气促、胸闷、震颤等躯体不适，可伴濒死感、现实解体、失去控制感，也可出现头晕、肢体麻木刺痛等过度通气症状。

（二）慢性焦虑

在肿瘤诊断和治疗的任一阶段都有可能发生。肿瘤和放、化疗给躯体带来的疼痛、乏力、副作用，整日处于肿瘤复发的恐慌，患癌后工作和人际关系的变动，以及主要生活重心的转移等，均会导致焦虑的慢性化，使患者处于长期焦虑状态。

三、乳腺癌共病焦虑的临床特点

乳腺癌伴发的焦虑，除了上述临床表现外，还有其不同的特点：① 肿瘤诊断作为生活应激事件，许多患者就医时因为回避心理并不会主动诉说情绪症状，而是以睡眠障碍、疲乏、纳差等躯体不适为主诉；② 肿瘤的放、化疗常伴随乏力、失眠、头晕、疼痛等副反应，可能会掩盖焦虑的临床表现，故需仔细鉴别；③ 部分病人以担心肿瘤复发和进展为主要表现，甚至在出现躯体不适时存在反复就医行为。

第四节

评估和诊断

早期识别肿瘤患者的心理健康问题并及时进行适当的治疗，是癌症患者管理的重要举措。焦虑是乳腺癌最常见的精神心理问题之一，患病率明显高于普通人群，多数患者可能未获得及时诊治而影响到诊断后的治疗依从性及生活质量，更严重者会因为内心强烈的痛苦感采取自杀行为。因此，有必要在乳腺癌确诊前即开始全生命周期内关注患者的精神心理状态，及时筛查出高危群体并进行监测，一旦焦虑情绪超出患者的自我调节能力，就需开始针对性的治疗，积极预防焦虑情绪对肿瘤发展和治疗的负性影响。

一　筛查和评估

（一）病史采集

主要分为两部分内容，分别是乳腺癌的相关内容以及焦虑的相关内容。乳腺癌的类型和分期、乳房切除术、内分泌治疗、放化疗及其副反应、癌性疼痛、其他系统的共病是乳腺癌患者产生焦虑的影响因素，是肿瘤相关病史的采集重点。焦虑的表现、发作特点和持续时间是焦虑病史的关键内容。询问的具体内容包括开始出现症状的时间；发作时的临床特点，如起病急缓，最早和最突出的症状，生理方面的表现如交感神经系统和自主神经系统症状、睡眠情况、饮食变化等；心理和行为方面的表现；日常工作、生活、医疗行为等社会功能受损程度；既往有无精神科诊治史，特别是情绪障碍的病史；是否为焦虑易感性人格，了解其家庭和朋友等社会支持系统；病程特点；既往治疗情况。需要注意的是：无论焦虑的其他症状是否突出，都应关注患者有无消极观念和自杀行为。另外，在询问病史时要仔细观察患者的面部表情和言谈举止，部分病人不能很好地用语言表述内心的痛苦和焦虑症状，外在行为如愁眉苦脸、坐立不安、肢体颤抖、言语急促、唉声叹气等，常可辅助临床医师觉察患者内心的情感活动。另有部分患者可能因为自身不愿接受肿瘤的诊断或不信任医生而否认存在焦虑情绪，这时需临床医师耐心地问诊，仔细地挖掘症状，让患者自然地暴露真实的情绪体验。

（二）体格检查和辅助检查

常规的体格检查和辅助检查如电解质、肝肾功能、甲状腺功能、肾上腺功能、性激素水平等，仍是必需的。

（三）量表评估

精神科量表评估虽然不能直接作出疾病诊断，但可以辅助临床医生快速有效地筛查和识别患者是否存在焦虑症状。目前国际上还没有专门针对乳腺癌患者焦虑情绪的评定工具，因此仍采用精神科已被广泛验证的焦虑量表进行评估。其中，常用的自评量表包括焦虑自评量表（self-rating anxiety scale，SAS）、医院用焦虑量表（hospital anxiety scale，HAS）、广泛性焦虑自评量表（Generalize anxiety disorder，GAD-7）等。临床常用的他评量表主要是汉密尔顿焦虑量表（Hamilton anxiety scale，HAMA）。以 GAD-7 为例，该量表费时短且填写方便，对于筛检出处于慢性焦虑状态中的乳腺癌患者具有简单易行的优势。值得考虑的是：单一的量表使用存在一定的局限性，可同时采用多个量表从不同角度评估乳腺癌患者的焦虑情绪，以此提高评定结果的准确性。如果焦虑量表提示乳腺癌患者的焦虑程度达到中度或以上，就意味着可能已达到某种焦虑障碍的诊断，同时患者生活和工作严重受损，或存在明显的消极观念或已尝试实施自杀行为，上述情况均建议及时请精神心理科会诊或转诊专科治疗。

▌ 焦虑障碍的诊断

焦虑障碍主要以过度的担忧、恐惧体验，心悸、出汗等多变的自主神经系统功能紊乱，肌紧张，运动性不安等为主要特征，症状通常引起患者明显的痛苦体验或社会功能受损。在确定焦虑症状已达到诊断标准中的严重程度时，要根据临床特征和病程作出相应的某类焦虑障碍的诊断。乳腺癌患者常见的焦虑障碍包括惊恐障碍（惊恐发作）、广泛性焦虑障碍等。上述障碍的详细诊断标准可详见美国精神障碍诊断与统计手册第五版（DSM-5）或 ICD-11 中精神、行为与神经发育障碍临床描述与诊断指南。

在临床治疗中，可根据实际情况合理安排乳腺癌患者焦虑情绪的监测频率，由于通常来说预后较好，故一般情况下频率为每半年或一年一次。肿瘤确诊后的第一年是焦虑的高发期，可重点排查高危患者有无焦虑症状。对于已明确诊断为焦虑的患者，在治疗初期可安排较频繁的监测（每 3～6 个月），焦虑缓解后可适当延长监测间隔时间（每 1～3 年）。焦虑也常见于其他精神疾病如抑郁，在临床工作中评估焦虑状态的同时也需警惕其他精神障碍的可能。

第五节
治　疗

一、治疗目标

乳腺癌患者焦虑的患病率明显高于正常人，病程易发展为慢性迁延性，且复发率高。因此，对于已明确存在焦虑的患者，及时给予适当的干预，尽快缓解患者的焦虑情绪，达到临床治愈，恢复其社会功能和提高生活质量，预防复发，最大限度地减少病残率与自杀率，是乳腺癌综合治疗中早期恢复心理健康的主要治疗目标。

乳腺癌共病焦虑的筛查、评估和治疗途径见图 2-1。

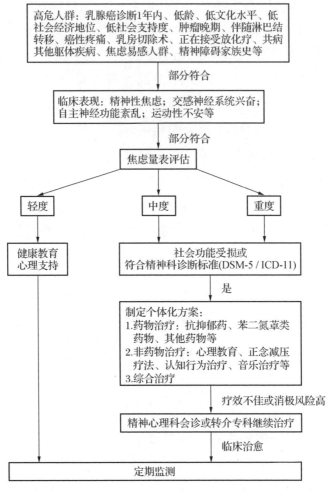

图 2 - 1　乳腺癌共病焦虑的筛查、评估和治疗

二、治疗原则

（1）虽然多数乳腺癌患者产生焦虑情绪与其自身人格特征、社会心理因素等有关，但乳腺癌的诊断和治疗中的副反应仍然是重要的促发因素。有研究表明积极地进行乳腺癌治疗可缓解焦虑，因此对于共病焦虑的乳腺癌患者，肿瘤治疗依旧需要放在关键地位。

（2）在进行焦虑干预时，应根据患者的症状特点、严重程度、治疗的反应来选择相应的治疗方案，注意个体化和灵活性。非药物治疗可以加强乳腺癌患者的应对技巧，缓解压力状态，对减轻焦虑水平是行之有效的手段，在设定治疗方案时应高度重视。对于轻或中度焦虑患者，甚至仅用非药物治疗即可明显减轻症状；而对于重度焦虑的患者，最有效的是包括非药物治疗和药物治疗的综合干预模式。

（3）治疗倡导全病程治疗。急性期：治疗以药物治疗为主，目的是尽快控制焦虑症状，达到临床治愈；巩固期：治疗期间病情易波动，可采取综合治疗，预防复燃；维持期：治疗一般需要维持较长时间（至少 12 个月），预防复发。维持期治疗结束后若病情稳定，可酌情缓慢减药直至停止治疗，但应监测早期的复发预兆，一旦出现复发迹象，需及时恢复治疗。

（4）对程度严重、治疗反应差或有明显消极风险者，应及时请精神科会诊或专科转诊。

三　非药物治疗

非药物治疗包括心理教育、认知行为治疗、正念减压疗法、运动疗法、放松训练、音乐疗法等，组织形式上包括个体、团体和家庭等模式。在轻度焦虑的早期进行短期的非药物干预，可以有效控制焦虑状态的进一步加重。

（一）心理教育

心理教育是一种跨学科的治疗方法，一方面需要向患者介绍疾病及其治疗的相关医学知识，另一方面介绍疾病的心理-生理作用机制，提供情感和认知技能，帮助患者正确应对疾病。一项系统综述表明，心理教育注重健康信息的提供，在减轻乳腺癌患者焦虑情绪方面效果较为突出，它既可以改善适应性应对策略，还能够提高患者的治疗依从性和自我效能感。

（二）认知行为治疗

认知行为治疗是焦虑障碍常用的心理干预方法，它侧重于采用不同的行为策略（如放松训练等）改变适应不良的认知模式，如重构负性的自动认知，增加积极的思维习惯，能明显减轻个体内心的焦虑体验。诸多研究都报道了认知行为治疗对肿瘤群体焦虑抑郁的疗效，它可以通过改变与消极认知有关的自动联想过程来减轻焦虑水平，在乳腺癌患者中被证实可以提高生活质量。

（三）冥想（正念减压疗法）

冥想是一种通过自我调节的练习，提高对注意等心理过程的控制能力。2017 年美国肿瘤学会发布的乳腺癌非药物治疗指南中，冥想训练是唯一一个循证证据达到 A 级推荐的治疗，并被推荐用于任何阶段出现焦虑的乳腺癌患者。大部分冥想训练有四个共同点：身处安静的地方，不易分心；练习时采用舒适的姿势；注意力集中在某一方面，如呼吸、声音等；对脑海中的各种想法采取开放和接纳的态度。在肿瘤患者中，冥想的作用是恢复心理健康、平静内心、提高注意力，其中临床治疗中最常用的冥想训练是一类持续八周的正念减压疗法。多项系统综述提示，乳腺癌患者在接受正念减压疗法后可以明显增加内心的平和，提高睡眠质量，恢复精力，减少身体疼痛，增加幸福感，因此被强烈推荐用于乳腺癌患者的焦虑管理。

（四）音乐治疗

音乐治疗是治疗师在评估患者的心理需求和参与程度后，通过被动地聆听音乐或主动地创作音乐调节心理状态。在癌症患者中常被用来改善各种情感、认知和社会功能。多项随机对照研究结果提示，乳腺癌患者在被动听音乐后可以舒缓紧张感和情绪，焦虑得到明显的改善，但需参与程度更高的主动音乐治疗中尚缺乏统一结果，所以目前在乳腺癌患者中主要推荐被动音乐治疗。

（五）运动疗法（瑜伽）

一项系统综述提出，乳腺癌患者每周保持至少 150 分钟中等强度以上的运动后，不仅会预防肿瘤的进展，对病理性焦虑等异常情绪也有显著的调节作用。其可能的机制是：减轻躯体疼痛，调节单胺类中枢神经递质系统以改善情绪；免疫系统的提升，包括调节 $CD3^+T$ 淋巴细胞的功能，降低胰岛素样生长因子的水平；降低心血管系统、代谢类疾病等的患病率。在运动疗法中，瑜伽是一种特殊形式，参与者主要进行缓慢的肢体伸展和呼吸放松练习。乳腺癌患者规律性参加瑜伽运动，可以减少包括焦虑在内的多种心理困扰和身体不适感。

（六）其他治疗

除了上述介绍的非药物治疗外，压力管理、放松训练、催眠、针灸等治疗在部分报道中也被发现可用于减轻乳腺癌患者的焦虑和压力，但目前尚缺乏高质量的随机对照实验，循证证据等级不高，具体疗效还需进一步探讨。

四、药物治疗

乳腺癌伴发焦虑的药物治疗可以参考常规焦虑障碍的药物治疗方案，根据患者的临床特征个体化用药，治疗中尽可能单一用药，从小剂量开始，根据疗效和耐受性缓慢调整剂量，足量足疗程治疗。考虑到乳腺癌治疗的特殊性，选用药物时应注意和抗癌药物之间的相互作用。目前，临床上主要对正在接受他莫昔芬治疗的患者是否可以使用抗抑郁药存在争议。大多数抗抑郁药会影响肝脏细胞色素 p450 同工酶对他莫昔芬的代谢，导致他莫昔芬的疗效减弱。有研究发现乳腺癌患者同时使用他莫昔芬和抗抑郁药不会增加复发风险，一定程度上减轻了临床医师为焦虑患者开具抗抑郁药的顾虑，但目前仍建议避免在使用他莫昔芬时应用细胞色素 p450 酶强抑制剂类抗抑郁药。

（一）抗抑郁药

抗抑郁药是治疗焦虑障碍的首选药物，临床应用中多选择不良反应较小的选择性5-羟色胺再摄取抑制剂（SSRIs）、5-羟色胺和去甲肾上腺素再摄取抑制剂（SNRIs）、去甲肾上腺素能和特异性5-羟色胺能抗抑郁药（NaSSA）等。上述SSRIs（舍曲林、西酞普兰、艾司西酞普兰等）、SNRIs（文拉法辛等）、NaSSA（米氮平）均被证实可以有效缓解乳腺癌患者的焦虑。对于正在使用他莫昔芬的患者，推荐选择对其代谢影响小的药物，如西酞普兰、艾司西酞普兰、文拉法辛和米氮平。

抗抑郁药起效较慢，大约在1～2周，使用过程中需注意恶心、口干、便秘、头痛、镇静、震颤、食欲减退等不良反应。

（二）苯二氮䓬类药物

苯二氮䓬类药物如阿普唑仑、氯硝西泮，可以迅速控制焦虑，推荐乳腺癌患者出现急性焦虑发作时使用，或者在治疗初期与抗抑郁药合并使用。但考虑到此类药物的不良反应、长期用药的安全性和依赖性，不建议长期使用。

（三）其他药物

5-羟色胺部分激动剂如丁螺环酮和坦度螺酮也常用于焦虑障碍的治疗，但目前在乳腺癌患者中的应用尚缺乏有力的研究证据。激素替代治疗包括补充雌激素，对缓解焦虑有一定作用，但不推荐用于性激素受体阳性的乳腺癌患者。抗癫痫药普瑞巴林对不能耐受SSRIs和SNRIs的焦虑患者可能有效，但在乳腺癌患者中的使用需进一步研究。

五、治疗注意事项

（1）在使用药物治疗焦虑时，需考虑到与抗乳腺癌药物及其他躯体疾病治疗药物间的相互作用，慎重选择药物种类。药物的副作用可能会加重患者的躯体不适，导致治疗依从性差，因此在治疗开始前应尽量与患者沟通好使用药物的潜在益处和风险，达到心理的预期平衡。

（2）除患者本人，照顾者（如家人）的情绪管理也很重要。肿瘤的诊断也增加了家庭成员的压力水平，他们不仅要照顾患者，还可能面临经济困难，同样也是焦虑的易感人群，因此条件允许下可以开展以家庭为单位的心理治疗。

（3）确诊乳腺癌一年后，焦虑的患病率会相对下降，因此诊断后的第一年是干预和治疗的重要时机，对于已经明确焦虑诊断的患者需及时治疗尽快达到临床治愈，但尚未发现焦虑的患者，如何让他们平稳度过这一焦虑易感期也很有意义。

第六节

健康教育

乳腺癌是女性最常见的肿瘤，在诊断后的一年内共病焦虑的发生率很高。焦虑直接影响患者对肿瘤治疗的依从性，长期处于焦虑下还会增加肿瘤复发的风险，因此及时筛查并积极进行干预有利于促进患者全面康复。除了焦虑的原发症状，乳腺癌患者可能因为接受放、化疗，表现乏力、疼痛、失眠等躯体不适主诉较多，情绪症状需临床医师仔细甄别。考虑到肿瘤疾病的特殊性，在对焦虑进行治疗时应个体化。轻度焦虑患者主要以心理治疗为主，中、重度焦虑则在抗焦虑药物的基础上应尽量合并非药物治疗，调整患者的不良应对机制，采用合理有效的方式缓解肿瘤带来的心理负担。另外，有明显消极风险者应及时精神专科就诊。

参 考 文 献

［1］ 彭庆，王艳梅. 乳腺癌患者焦虑抑郁诊疗现状分析［J］. 中国现代医学杂志，2020，30（22）：55-59.

［2］ 国家肿瘤质控中心乳腺癌专家委员会，北京乳腺病防治学会健康管理专业委员会. 中国乳腺癌随诊随访与健康管理指南（2022版）［J］. 中华肿瘤杂志，2022，44（1）：1-28.

［3］ 陆林，沈渔邨. 精神病学［M］. 6版. 北京：人民卫生出版社，2017.

［4］ Wang X，Wang N，Zhong L D，et al. Prognostic value of depression and anxiety on breast cancer recurrence and mortality：A systematic review and meta-analysis of 282，203 patients［J］. Molecular Psychiatry，2020，25：3186-3197.

［5］ Yang H M，Brand J S，Fang F，et al. Time-dependent risk of depression, anxiety, and stress-related disorders in patients with invasive and in situ breast cancer［J］. International Journal of Cancer，2017，140（4）：841-852.

［6］ Mutsaers B，Butow P，Dinkel A，et al. Identifying the key characteristics of clinical fear of cancer recurrence：An international Delphi study［J］. Psycho-oncology，2020，29（2）：430-436.

［7］ Andersen B L，DeRubeis R J，Berman B S，et al. Screening, assessment, and care of anxiety and depressive symptoms in adults with cancer：An American Society of Clinical Oncology guideline adaptation［J］. Journal of Clinical Oncology：Official Journal of the American Society of Clinical Oncology，2014，32（15）：1605-1619.

［8］ Guarino A，Polini C，Forte G，et al. The effectiveness of psychological treatments in women with breast cancer：A systematic review and meta-analysis［J］. Journal of Clinical Medicine，2020，9（1）：209.

［9］ Ramirez-Velez R，Zambom-Ferraresi F，Garcia-Hermoso A，et al. Evidence-based exercise recommendations to improve mental wellbeing in women with breast cancer during active treatment：A systematic review and meta-analysis［J］. Cancers，2021，13（2）：264.

［10］　Huang H P，He M，Wang H Y，et al. A meta-analysis of the benefits of mindfulness-based stress reduction（MBSR）on psychological function among breast cancer（BC）survivors［J］. Breast Cancer，2016，23（4）：568–576.

［11］　Runowicz C D，Leach C R，Henry N L，et al. American cancer society/american society of clinical oncology breast cancer survivorship care guideline［J］. CA：a Cancer Journal for Clinicians，2016，66（1）：43–73.

［12］　Spiegel D，Riba M B. Managing anxiety and depression during treatment［J］. The Breast Journal，2015，21（1）：97–103.

［13］　Greenlee H，DuPont-Reyes M J，Balneaves L G，et al. Clinical practice guidelines on the evidence-based use of integrative therapies during and after breast cancer treatment［J］. CA：a Cancer Journal for Clinicians，2017，67（3）：194–232.

［复旦大学附属中山医院心理医学科　**黄啸　李晓彤**］

第三章

支气管哮喘共病焦虑规范化诊治

第一节

概　述

支气管哮喘(简称哮喘)是全球的一个严重健康问题,目前全世界有 3 亿多哮喘患者,且患病率还在逐年增加。最近的一项全国性横断面研究报道称,中国约有 4500 万成人哮喘患者,支气管哮喘已成为我国的第二大呼吸道疾病。在过去的 20 年中,全球哮喘负担增加了近 30%。

支气管哮喘是一种常见的慢性气道炎症性疾病,临床表现为反复发作的喘息、呼吸急促,伴或不伴胸闷或咳嗽等症状,这些症状随时间和强度而变化,同时伴有可变的呼吸气流限。从心身医学的视角分析,哮喘也是一种心身疾病,是情绪或其他心理因素在病因和病程演变中起主导或重要作用的疾病。据报道,成人哮喘患者的焦虑发生率是非哮喘患者的 1.89 倍,而未成年哮喘患者的焦虑发生率是非哮喘患者的三倍以上。超过 25% 的哮喘孕妇有自我报告的焦虑症状,这可能与不受控制的哮喘有关。Hussain 等调查显示,英国哮喘患者焦虑抑郁症状发生率约为 11.7%。一项多中心研究结果提示西班牙哮喘焦虑共患率高达 36%。墨西哥的一项研究则表明其入组的哮喘患者中超过一半有焦虑症状。近年来,我国也对哮喘焦虑共患病进行了相关研究,数据显示我国哮喘焦虑共患率约为 13.7%。另外,有研究表明,严重哮喘人群中焦虑的患病率更高(为 38%),重度哮喘患者的焦虑发生率为轻度哮喘患者的 1.4 倍。

既往研究发现,当哮喘患者伴有焦虑症状时,哮喘控制情况及生活质量往往不佳,其中,合并焦虑的重度哮喘患者发生呼吸功能障碍的风险较不合并焦虑的重度哮喘患者增加 1.24 倍。相关调查显示，哮喘患者的肺功能与焦虑症状的严重程度呈较大的相关性。Lee 等研究发现，类固醇激素依赖的哮喘患者焦虑发生率更高。Jasmin 等的研究则认为，过敏性哮喘的类固醇药不会加剧青少年焦虑相关症状。另外，与单纯的哮喘相比，哮喘伴发焦虑的患者去急诊室就诊的次数更多、住院时间更长，给医保服务、药物使用等带来了巨大的经济负担。因此，尽早筛查和规范管理哮喘和焦虑共病可能会为卫生系统节省大量成本。

然而，哮喘伴发焦虑的情况在临床中往往被忽视，存在严重的诊断不足和治疗不足。焦虑和哮喘有许多相似的症状，包括胸闷，呼吸急促，呼吸急促/换气过度和头晕目眩的感觉等。这种症状重叠使得难以区分这两种疾病。一项探讨成人门诊患者焦虑与哮喘管理的研究发现，51.5%的哮喘患者具有显著的焦虑症状［贝克焦虑量表(BAI)评分≥16］，但这些个体中只有 21%的人被正式诊断为焦虑症，并接受针对焦虑的治疗。国内的研究提示，相比于欧美国家，哮喘患病率较低的一个潜在原因是：在中国，一些有哮喘症状的患者仅接受了焦虑治疗，而忽略了哮喘的诊断和治疗。由于焦虑和哮喘之间的症状重叠，焦虑症状可能被患者和临床医生误解为哮喘症状。这可能导致医生对哮喘控制的不正确评估，从而导致患者过度使用哮喘药物。因此，提高对哮喘焦虑共患病的认识极其必要。

第二节

发病机制

哮喘与焦虑之间的因果关系与具体机制尚不明确。目前的研究提示哮喘共病焦虑是由多种生物学因素、心理因素及社会因素交互作用导致的一组临床综合征，其主要包括以下一些潜在机制。

一、遗传因素

一项大规模全基因组交叉性状关联研究提示，焦虑症在全基因组水平上与哮喘具有很强的遗传相关性，其中最显著的 SNP 位点为 rs1709393。既往研究发现神经肽 S（Neuropeptide S，NPS）—神经肽 S 受体 1（Neuropeptide S receptor 1，NPSR1）系统可能在哮喘和焦虑中起着遗传联锁作用，NPSR1 是哮喘易感基因，NPS 可能是通过增加哮喘患者平滑肌细胞的 NPSR1 表达水平及对细胞生长的潜在抑制作用而起到致病作用。同时 NPS 系统参与了杏仁核中应激-焦虑转化和恐惧消退过程。Kaori 及其同事通过动物实验发现急性应激组小鼠的总细胞，嗜酸性粒细胞和淋巴细胞数量显著减少，慢性应激组小鼠的 IL-4 和 IL-5 水平显著升高。而这些敲除小鼠 MOR 基因则可以改善应激所致的上述炎症反应，这提示 MOR 参与了心理应激诱导的哮喘气道炎症反应。

二、脑结构和功能改变

现有研究表明，杏仁核是大脑编码和处理焦虑样行为的关键区域，其由内侧前额叶皮层（Medial prefrontal cortex，mPFC）组成的回路在机体的焦虑处理网络中起着重要作用；而且，该回路中的神经活动可以直接用于表示焦虑样行为的神经编码信息。Dehdar 等人使用 MRI 观察哮喘大鼠模型发现哮喘刺激物（卵清蛋白，OVA）诱导的焦虑样行为与大鼠的杏仁核体积呈负相关。同时，Dehdar 团队的研究还表明，OVA 刺激可导致 mPFC 和杏仁核中更多的小胶质细胞和星形胶质细胞被激活。哮喘相关炎症因子能通过周围神经或血脑屏障到达下丘脑室旁核，增强局部星形胶质细胞的功能活性，刺激其合成和释放 γ-氨基丁酸，诱导产生焦虑样行为。小胶质细胞的激活则可能会加重海马的炎症反应，进一步加重哮喘性焦虑障碍。

mPFC 和杏仁核之间耦联电位的异常变化、杏仁核和呼吸控制网络之间的异常耦合也被认为对哮喘患者焦虑的发生发展有实质性的影响；而吸入氟替卡松可通过减少脑部炎症来改善 mPFC-杏仁核回路功能，从而减少哮喘引起的焦虑症状。

三、心理-神经内分泌-免疫轴

大量研究结果提示，炎症反应是哮喘焦虑共病的基础。目前，患者血清 IL18、MCP17、CCL8、CCL0、CCL17 和 Eotaxin 等炎症因子的表达水平已被证实与哮喘患者的焦虑症状呈正相关。OVA 刺激可诱导啮齿类动物出现焦虑样行为，同时伴随着前额叶皮层中 TH2 细胞因子和促肾上腺皮质激素释放因子（Corticotropin releasing factor，CRF）的增加。CRF 则通过下丘脑-垂体-肾上腺轴（Hypothalamic-pituitary-adrenal axis，HPA）触发促肾上腺皮质激素（Adrenocorticotrophic hormone，ACTH）和糖皮质激素（Glucocorticoid，GC）的产生和释放，从而调节焦虑和抑郁等情绪的发展。另一方面，焦虑被认为通过自主神经系统（Autonomic nerves system，ANS）的激活和促炎细胞因子的分泌来影响哮喘控制。应激诱导的副交感神经系统（Parasympathetic nervous system，PNS）激活促使乙酰胆碱从传出胆碱能神经末梢释放，从而促进气道炎症和黏液分泌、支气管收缩。Bei 等的研究提示社会心理压力会促进焦虑行为，激活 HPA 轴，增加气道高反应性和炎症反应，并导致糖皮质激素受体下调，损害糖皮质激素敏感性，从而引发哮喘恶化。还有学者提出心理应激刺激后导致神经肽从中枢神经系统外排，通过组胺受体将应激信号从大脑直接传递到肺部，或通过 HPA 轴和 ANS 的激活，导致应激激素的释放，如糖皮质激素、肾上腺素、去甲肾上腺素和乙酰胆碱，它们共同放大肺部 Th2 型炎症。因此，心理应激后的神经内分泌活动与肺部免疫调节之间的相互作用与心理应激引起的哮喘恶化密切相关。

四、环境因素

目前已有研究提供的证据表明，孕妇焦虑症状的存在与怀孕期间哮喘的加重风险有关。另外还有研究发现，产妇产前焦虑是学龄前儿童哮喘风险升高的独立危险因素，并观察到可能的累积效应。Han 等开展了一项多变量分析，结果提示终身广泛性焦虑症在成年人的童年虐待与当前哮喘之间起了重要的介导作用。除此之外，哮喘患者伴发焦虑还与性别（女性多见）、BMI、出生时居住的城市、受教育程度、家庭收入、人种、其他过敏性相关性疾病等因素有关。

第三节

临床表现

一、哮喘的主要临床表现

支气管哮喘患者以喘息、气促、咳嗽和/或胸闷等呼吸道症状为唯一或主要症状。上述症状通常为阵发性，可自行缓解，随时间变化，且强度可变，在夜间或清晨易发作。病毒感染（感冒）、运动、过敏原暴露、天气变化、大笑或刺激物（例如汽车尾气、烟雾或强烈的气味）都会引发症状。具体表现如下：

（一）喘息、气促

喘息是一种来自胸部而非喉咙的高音调噪声，气促可被描述为呼吸困难、呼吸沉重或短促呼吸等，可表现为夜间憋醒、不能平卧、坐立难安等。儿童的任何呼吸噪声可能会被父母/照顾者描述为"喘息"，临床医生需进一步鉴别与确认。喘息、气促症状多由可逆性气流阻塞和支气管痉挛所致，伴哮喘急性加重，可自行缓解或经药物治疗缓解，有时可连续数周或数月不出现，但也可能会出现危及生命的哮喘急性发作，给患者和家庭带来重大负担。反复喘息、气促，或睡眠期间，或活动或大笑或哭泣等触发因素导致的喘息、气促，提示哮喘诊断。

（二）咳嗽

哮喘引起的咳嗽通常无痰、反复和/或持续存在，通常伴有喘息发作和呼吸困难。其中，"咳嗽变异性哮喘"患者主要或唯一症状为持续性咳嗽，与气道高反应相关。此类患者往往更容易在夜间出现症状。婴儿期咳嗽是儿童罹患哮喘的早期敏感指标，尤其是其母亲也患有哮喘的儿童。当患者在运动、烟草烟雾暴露或婴儿在大笑、哭泣时发生咳嗽，尤其是在无明显呼吸道感染的情况下，需警惕哮喘引起咳嗽的可能。

（三）胸闷

患者可自述为胸闷、胸部紧缩感、胸部呈压迫感、胸口憋闷、胸口像被石头压着、总喜耸肩深呼吸、呼吸不畅、一口气总上不来、只能透半口气等，部分患者因此产生强迫动作，如搓胸口等。其中，胸闷变异性哮喘(chest tightness variant asthma，CTVA)以胸闷作为唯一或主要症状，不具备喘息、气促等典型哮喘的临床表现。胸闷是一种主观体验，受文化程度、表达习惯、地域差异等影响，每例患者对症状的描述并不相同，因此需要临床医师对类似的描述有一定的警惕。CTVA易合并情绪障碍，33.82%～42%的CTVA患者合并焦虑症，需要临床医师关注患者情绪量表的评估。

二、哮喘伴发焦虑的临床特点

哮喘伴发焦虑的患者常常会表现出更多的呼吸困难、心慌、烦躁等症状，严重的患者可能还会出现缺氧等症状。除此之外，哮喘伴发焦虑的患者往往存在哮喘病情控制不佳、生活质量差等特点。

在某些情况下，焦虑症状可能会达到需要单独诊断焦虑或恐惧相关障碍的程度，或者预先存在的焦虑或恐惧相关障碍可能会加剧。患者焦虑症状的病程与当下哮喘控制的状况多为一致。

另外，哮喘儿童如果出现如下临床症状应注意是否存在焦虑，如：烦躁、恐惧、担心、坐立不安、易激惹、对陌生人持久性的害怕和/或回避、过度依恋看护人等。此外，青春期是儿童期和成人期的过渡时期，身体迅速发育而心理尚未成熟，澳大利亚的一项研究发现患有哮喘的儿童在 6～15 岁之间发生焦虑症的风险更大，应予特别关注。

第四节
评估和诊断

一　初查和识别

当支气管哮喘患者出现非典型症状或对哮喘药物反应不正常时，应怀疑是否合并焦虑症。医生在接诊过程中，除询问呼吸系统疾病的表现外，还应关注患者的情绪和行为，就诊过程中的表情、动作，叙述病史时的语气、用词等，着重询问患者的睡眠、食欲、体重，关注情绪是否存在紧张、恐惧、担忧、不耐烦等。当焦虑患者出现躯体症状，如胸闷、气促、胸痛、心悸、窒息感、头晕等，应及时完善肺功能及支气管激发试验、胸部 CT、心电图、心肌酶学、超声心动图等检查，以排除可能的器质性疾病，如哮喘、慢阻肺、肺栓塞、冠心病等。在有专业精神心理科医师团队保障诊断、治疗和随访的前提下，建议对所有哮喘患者定期心理评估和精神检查，尤其是青春期哮喘患者、哮喘控制较差的患者以及合并其他哮喘伴发焦虑高危因素的患者。如果患者有明确的焦虑症状，则需要更多的时间与患者会谈或建议转诊，对照诊断标准进一步明确焦虑诊断。

二、焦虑评估量表评估

焦虑评估量表的使用主要是帮助医生和患者识别是否存在焦虑症状及其严重程度，辅助诊断。常用的评分量表分自评量表和他评量表。其中自评量表包括焦虑自评量表（self-rating anxiety scale，SAS）、贝克焦虑问卷（Beck Anxiety Inventory，BAI）、医院用焦虑量表（hospital anxiety scale，HAS）、广泛性焦虑障碍量表（generalized anxiety disorder，GAD-7）、4 条目患者健康问卷（patient health questionnaire 4，PHQ-4）、状态-特质焦虑量表（state trait anxiety inventory，STAI）等；他评量表包括汉密尔顿焦虑量表（Hamilton anxiety rating scale，HARS）、惊恐障碍严重程度评定量表（panic disorder severity scale，PDSS）、社交焦虑量表（Liebowitz social anxiety scale，LSAS)等。另外，对于支气管哮喘合并焦虑的儿童患者，可供选择的初步筛查焦虑评估量表还有：儿童焦虑性情绪障碍筛查表、Spence 学前儿童焦虑量表、Achenbach 儿童行为量表等。

第五节

治　疗

一、治疗目标和治疗原则

支气管哮喘伴发焦虑的治疗目标为缓解或消除焦虑症状及躯体症状，降低焦虑症状对哮喘的影响，增加患者治疗依从性，极大可能地恢复患者的社会功能，提高生活质量，预防复发，同时注意避免药物干预带来的负面影响。

治疗分为以下几种情况：第一种是焦虑与哮喘恶化或治疗等有

关，应尽快控制症状，病情稳定后可考虑逐步减药或停药；第二种是哮喘伴发焦虑，应促使症状持续缓解，防止症状波动发展为慢性化，在急性期控制症状后还需要继续巩固治疗；第三种是焦虑达到"障碍"标准，则应按照急性期、巩固期、维持期及停药期全病程治疗观察。

支气管哮喘伴发焦虑的治疗目前主要采用药物、心理和神经调控等综合治疗方案。建议采用阶梯式护理方法来管理焦虑，即个体开始接受低强度治疗，并逐步升级到更密集的治疗，直到症状缓解。基本治疗原则为综合治疗、全病程治疗、个体化治疗。另外，在共病哮喘和焦虑症患者中，哮喘应是治疗的重点，因为难以控制的哮喘通常首先会引起焦虑问题。Vincenzo 等研究报道，生物制剂治疗后临床哮喘控制的改善可以减轻严重哮喘患者的心理压力、焦虑和抑郁。临床医师应认识到焦虑与躯体化症状既与哮喘疾病本身有关，又与患者的人格特征、认知特点、应对方式、应激事件、社会支持、经济状况等社会心理因素有关，应考虑综合性治疗策略。焦虑症状较轻者可给予健康教育和心理支持；程度较重、伴有严重失眠、精神痛苦显著、严重影响躯体疾病治疗或康复、共病药物滥用、既往有发作史等，应考虑药物治疗或药物联合心理治疗及物理治疗，及时请精神科医师会诊或转诊。

二、药物治疗

需要注意的是，所有支气管哮喘伴发焦虑的患者的治疗策略都应以控制哮喘为基石。这里将主要介绍针对焦虑症状的治疗选择。

（1）选择性 5-羟色胺 1A 受体激动剂：代表药物为丁螺环酮、坦度螺酮等。通过激活突触前 5-羟色胺 1A 受体，抑制神经元放电，减少 5-羟色胺的合成与释放发挥抗焦虑作用。其起效较慢，需 2~4 周，不良反应较小，无成瘾性，镇静作用轻，不易引起运动障碍，无呼吸抑制作用，对认知功能影响小。常见不良反应有头晕、头痛、恶心、不安等。此类药物治疗焦虑症状疗效确切，可作为治疗哮喘伴发焦虑的一线药物。对于焦虑症状较轻患者，可单独使用，对于哮喘症状较重，建议合并用药。

（2）苯二氮䓬类（Benzodiazepine，BZD）：代表药物为阿普唑仑、地西泮、劳拉西泮、氯硝西泮等。BZD能增强脑内抑制性神经递质 γ-氨基丁酸的作用，减少中枢神经系统内神经信息的传递。其抗焦虑效果起效快，但是易出现过度镇静、记忆受损等不良反应，极易出现交通事故、耐受或滥用，停药后易出现戒断症状，长期使用有成瘾风险。另外，苯二氮䓬类药物存在呼吸抑制等不良呼吸系统反应，这限制了它们在哮喘患者中的临床用途。英国一项大型观察性研究发现苯二氮䓬类药物的使用可使哮喘恶化的可能性增加49%，使哮喘恶化后死亡的可能性增加32%。Nancy等的研究则提示剂量为0.5 mg/kg的咪达唑仑是对轻度至中度哮喘患者镇静的安全有效手段。综上，临床医师在选用苯二氮䓬类药物治疗哮喘伴发焦虑时，要注意选用较为安全的剂量，且用药时间一般不超过4周，在哮喘恶化期间则应避免使用这类抗焦虑药物。

（3）有抗焦虑作用的抗抑郁药物：主要包括选择性5-羟色胺再摄取抑制剂（Selective serotonin reuptake inhibitor，SSRIs）和选择性5-羟色胺及去甲肾上腺素再摄取抑制剂（Selective serotonin and norepinephrine reuptake inhibitors，SNRIs）。SSRIs代表性药物为氟西汀、舍曲林、氟伏沙明等，它们通过选择性抑制突触前5-羟色胺能神经末梢对5-羟色胺的再摄取而获得疗效。SNRIs代表药物有文拉法辛、度洛西汀等，具有5-羟色胺和去甲肾上腺素双重再摄取抑制作用。SSRIs和SNRIs无成瘾性，整体不良反应较轻。SSRIs最常见的不良反应是恶心、呕吐、腹泻、坐立不安加重、激越和睡眠障碍、偏头痛、紧张性头痛、体重增加等。SNRIs常见不良反应与

SSRIs 类似，SNRIs 还有一些与去甲肾上腺素活动相关的不良反应，如血压升高、心率加快、口干、多汗、便秘等。临床上常推荐 SSRIs 和 SNRIs 为治疗焦虑的一线药物，其能有效缓解患者的焦虑症状和预防复发。

（4）合剂药物：代表药物为氟哌噻吨美利曲辛。氟哌噻吨是一种抑制突触后 D1、D2 受体的抗精神病药，美利曲辛是一种抑制 5-羟色胺和去甲肾上腺素再吸收的抗抑郁药，对轻中度焦虑抑郁有一定疗效。其有起效快的优点，但撤药反应大，长期使用可能发生锥体外系不良反应。常见不良反应在服药的最初几天到 2 周内明显，随着服药时间延长会逐渐减轻。目前不推荐作为焦虑症的常规治疗药物。

（5）中药制剂：代表药物如乌灵胶囊、振源胶囊、舒肝解郁胶囊等。此类中药有一定滋补强壮、安神益智、增强免疫功能、调节内分泌和自主神经功能紊乱等作用，临床研究提示中药制剂治疗支气管哮喘患者伴发焦虑的疗效肯定、安全性好、不良反应少、依从性高，可用于轻、中度焦虑患者。

三、心理和生活方式干预

（1）认知行为治疗：认知行为疗法（cognitive behavior therapy，CBT）起源于 20 世纪 60 年代，是最常见的心理干预之一。CBT 旨在通过谈话改变一个人的不合理思维，并结合相应的行为训练来减轻患者的情绪困扰，增加适应行为。目前团体 CBT 和个人 CBT 都已被证明对哮喘合并焦虑的患者具有良好的疗效。一项随机对照试验纳入了 94 名哮喘伴高度焦虑的患者，对照组给予常规临床护理，实验组在此基础上增加认知行为治疗，结果发现在治疗结束时和治疗 6 个月后，CBT 组患者的哮喘特异性恐惧明显减少。Papneja 等测试了 CBT 对 36 名患有焦虑和哮喘合并症的儿童的影响，结果表明治疗后患儿的焦虑有明显的改善趋势。还有研究发现，团体认知行为疗法能导致岛叶亚区和其他大脑区域之间的功能连接显著改善，从而改善哮喘相关临床症状，包括哮喘控制、相关精神症状等。然而，传统的面对面 CBT 治疗由于时间成本高、就医路程远等多种因素，可行性和患者的接受性较差，退出率高。在 Yorke 等组织的一项平行分组随机对照研究中，最终只有 56.5％的哮喘患者完成了为期 16 周的治疗。现代信息技术发达的当前，临床医师可借助远程网络平台和面对面的治疗相结合的 CBT 治疗，这将有利于增加患者治疗的依从性。

（2）身体活动/运动干预：众所周知，定期进行体育活动或锻炼可以促进大众的心理健康。既往研究表明，哮喘患者进行身体活动/运动干预有助于减少焦虑症状，增加无症状天数，提高生活质量。身体活动/运动干预，如常见的跑步、跳绳和其他运动方式，可以通过平衡 Th1/Th2 型细胞因子的比例来缓解气道炎症。Carley 等对患有哮喘的成年人进行了为期 6 周的高强度间歇训练，结果提示相比于干预前，干预后患者的总焦虑敏感指数和身体感觉在问卷中有显著改善。Karen 等研究了有氧训练与呼吸练习对哮喘控制的影响，发现参加有氧训练或呼吸运动计划（两种干预方案均持续干预 24 次，2 次/周，40 分钟/次）的中度至重度哮喘门诊患者，在哮喘控制、生活质量、哮喘症状、心理困扰、身体活动和气道炎症方面都得到了改善，且有氧训练组中哮喘控制的改善率和救援药物的使用减少率较呼吸训练组更高。但矛盾的是：运动可诱发支气管收缩，引起哮喘急性发作。因此，不建议哮喘急性期患者进行运动干预，哮喘稳定期患者可进行适当身体活动/运动干预，但应避免剧烈运动。

（3）放松呼吸训练：哮喘患者通常伴有过度换气和喘息等呼吸功能障碍，这通常与焦虑以及其他复杂的病理生理机制相关。放松呼吸训练包括 Papworth 技术、Buteyko 技术、瑜伽和/或调息等，涉及噘嘴呼吸、降低呼吸频率和协调呼吸的指导。放松呼吸训练主要改变患者呼吸模式，以减少过度通气，导致 CO_2 水平正常化，支气管痉挛减少。近期，一项多中心随机临床试验发现，基于常规护理的情况下，呼吸训练可以改善哮喘控制不佳患者的焦虑症状和生活质量。蒋立志等研究提示，自我管理和放松呼吸训练的结合可以减少焦虑，从而改善哮喘儿童的健康。Jhuma 等分析了 10 项在不同严重程度哮喘儿童中进行的临床试验发现，放松呼吸训练可能对患有慢性（轻度和中度）和不受控制的哮喘的儿童有益，但对急性严重哮喘无效。总的来说，证据显示放松呼吸训练可以改善哮喘患者的临床控制，降低焦虑症状，并改善他们的生活质量，值得临床大力推广与应用。

（4）正念与冥想：正念是指有目的、有意识地注意当下的身体感受、情绪和想法，而对一切又都不作任何评价判断，包括对情绪不作反应；冥想是一种实现正念、改变意识的形式。正念与冥想疗法通过增强患者的正念知觉能力，让患者更好地识别自身情绪，接受情绪感受，减轻对疾病的担忧和恐惧，通过自己内在的力量做一些他人无法替代的、有益于身心健康的护理方法，从而利于疾病的恢复。大量研究表明正念与冥想可显著改善哮喘患者的生活质量和焦虑情绪，但与哮喘控制无关。临床上应将基础药物治疗和正念训练相结合，以期达到更佳的疗效。

（5）其他：除上述治疗方法外，家庭干预治疗、音乐治疗等也被证明有助于缓解哮喘患者的焦虑症状。家庭干预治疗是从患者家庭成员的心理健康状况开始，旨在通过营造健康的家庭环境来缓解哮喘患者的相关心理障碍。对于哮喘伴发焦虑患者，还可指导他们运用五行音乐疗法，结合中医传统功法（八段锦、太极拳、易筋经、五禽戏、六字诀等）身心双修，调神理气，可缓解焦虑、恐慌、失眠等症状，改善情绪状态。另外，一项成人哮喘患者精神治疗的单盲随机对照试验显示，接受精神治疗后的患者在焦虑评分和哮喘相关生活质量方面没有明显变化。目前关于上述治疗对于哮喘伴发焦虑患者的疗效研究数量有限，需要更多高质量研究来弥补这一领域的不足。

四、物理治疗

（1）神经调控疗法：心境障碍与炎症升高有关，治疗后症状的减轻通常伴随着促炎恢复，调节区域大脑活动的各种神经调控技术可以减轻神经炎症并减少促炎因子的释放，从而改善患者情绪。经颅磁刺激（transcranial magnetic simulation，TMS）通过磁场干扰大脑局部浅表区域的神经活动，引起靶位神经元膜电位的变化，并可以靶向抗炎，调节抑郁症和焦虑症中的小胶质细胞功能。我国学者发现低频重复 TMS 治疗显著改善了应激大鼠模型的焦虑和抑郁样行为，降低了海马体中炎症因子 TNF-α、iNOS、IL-1β 和 IL-6 的水平。低强度聚焦超声刺激（low-intensity focused ultrasound stimulation，LIFUS）是一种非常有前途的新型非侵入性神经调控技术。LIFUS 通过传递声学机械振动来刺激大脑的特定区域来激活或抑制神经活动，与其他神经调控技术相比，LIFUS 具有高空间特异性和靶向脑深部细胞核的独特优势。Sanguinetti 等人发现，右侧额下回的经颅超声刺激（2MHz，15s）可增加健康受试者 15～30 分钟的积极情绪。有研究将 24 名轻中度抑郁大学生随机分为两组，其中刺激组在右额颞区接受 5 次经颅超声刺激，结果显示经颅超声刺激改善了焦虑症状，但抑郁症状无改善。

（2）中医外治法：Mehl-Madrona 等人研究发现单独使用针灸和单独颅骶治疗均可显著提升哮喘相关的生活质量，针灸和颅骶治疗的联合治疗并不优于单独使用每种疗法。另外，与接受多名医生相同次数治疗的患者相比，接受一名医生所有治疗的患者，其焦虑程显著降低。一项针对哮喘慢性持续期患者的研究结果证明，针刺调神疗法能缓解患者的焦虑抑郁症状，减轻哮喘症状，改善肺功能，提升整体生命质量，这可能主要与针刺所选用的腧穴可调节植物神经功能，从而调节机体免疫、拮抗炎症介质有关。王璇璇等的研究显示，艾灸能改善哮喘患者的生存质量与焦虑抑郁状态，且改善程度优于穴位敷贴。另外，还有研究表明对哮喘缓解期病人实施耳穴贴压联合穴位按摩，有助于控制病人哮喘症状，缓解病人的焦虑和抑郁症状，改善病人的肺功能和生活质量，且成本低，操作简单，适合成为哮喘患者的居家护理措施。

第六节

健康教育

哮喘伴发焦虑的患者在治疗过程中需要重点关注其身心健康，健康教育在这方面起着至关重要的作用。首先，应帮助患者了解哮喘的基础知识，并强调按医嘱正确使用药物的重要性，教给他们应对哮喘发作的方法，包括正确使用吸入器、避免诱发因素等。其次，应教育患者认识到焦虑是一种常见的情绪反应，可以通过控制呼吸和放松技巧等方法来减轻，例如深呼吸、腹式呼吸、放松呼吸和冥想等。另外，鼓励患者保持健康的生活方式，包括合理饮食、充足睡眠、适量运动等，有助于改善整体健康状况。患者应树立正确的人生观、价值观和世界观，不给自己过多的压力，不过于追求完美。同时，哮喘患者需寻找正确的健康减压方式，如进行适当的运动和放松训练，并培养自己的兴趣爱好，有助于释放紧张情绪，改善心理状态。当哮喘患者不幸合并焦虑症时，建议尽早寻求正规诊治。药物治疗是支气管哮喘伴发焦虑的必备手段之一，心理和生活方式干预治疗也是哮喘伴发焦虑治疗过程中不可或缺的一部分，对患者及时开展个体化的治疗，有助于最大化减轻和缓解患者的焦虑情绪和躯体症状。最后，应强调定期复诊和监测哮喘病情的重要性，这有助于及时调整治疗方案，监测病情变化。

通过这些健康教育，可以帮助患者更好地管理哮喘和焦虑，增进患者在治疗中的依从性，尽早恢复功能。

参 考 文 献

[1] Ye G, Baldwin D S, Hou R H. Anxiety in asthma: A systematic review and meta-analysis[J]. Psychological Medicine, 2021, 51(1): 11-20.

[2] Huang E Y, Hansen A V, Tidemandsen C, et al. Anxiety and depression in women with asthma prior to fertility treatment[J]. European Clinical Respiratory Journal, 2023, 10(1): 2221376.

[3] Hussain S, Ronaldson A, de la Torre J A, et al. Depressive and anxiety symptomatology among people with asthma or atopic dermatitis: A population-based investigation using the UK Biobank data [J]. Brain, Behavior, and Immunity, 2020, 90: 138-144.

[4] Cunha M S, Amaral R, Pereira A M, et al. Symptoms of anxiety and depression in patients with persistent asthma: A cross-sectional analysis of the INSPIRERS studies[J]. BMJ Open, 2023, 13(5): e068725.

[5] Bedolla-Barajas M, Morales-Romero J, Fonseca-López J C, et al. Anxiety and depression in adult patients with asthma: The role of asthma control, obesity and allergic sensitization[J]. The Journal of Asthma: Official Journal of the Association for the Care of Asthma, 2021, 58(8): 1058-1066.

[6] Li Y T, Jiang Q W, Ji Y X, et al. Anxiety and depression may associate with poorer control and quality of life in adults with asthma[J]. Allergy, 2020, 75(7): 1759-1762.

［7］　McDonald V M, Hiles S A, Godbout K, et al. Treatable traits can be identified in a severe asthma registry and predict future exacerbations［J］. Respirology, 2019, 24(1): 37 - 47.

［8］　Stubbs M A, Clark V L, Gibson P G, et al. Associations of symptoms of anxiety and depression with health-status, asthma control, dyspnoea, dysfunction breathing and obesity in people with severe asthma［J］. Respiratory Research, 2022, 23(1): 341.

［9］　Lee J H, Kim H J, Park C S, et al. Clinical characteristics and disease burden of severe asthma according to oral corticosteroid dependence: Real-world assessment from the Korean severe asthma registry (KoSAR)［J］. Allergy, Asthma & Immunology Research, 2022, 14(4): 412 - 423.

［10］　Caulfield J I, Ching A M, Cover E M, et al. Inhaled corticosteroids as treatment for adolescent asthma: Effects on adult anxiety-related outcomes in a murine model［J］. Psychopharmacology, 2021, 238(1): 165 - 179.

［11］　Zhu Z Z, Zhu X, Liu C L, et al. Shared genetics of asthma and mental health disorders: A large-scale genome-wide cross-trait analysis［J］. The European Respiratory Journal, 2019, 54(6): 1901507.

［12］　Liu W Z, Zhang W H, Zheng Z H, et al. Identification of a prefrontal cortex-to-amygdala pathway for chronic stress-induced anxiety［J］. Nature Communications, 2020, 11: 2221.

［13］　Dehdar K, Mahdidoust S, Salimi M, et al. Allergen-induced anxiety-like behavior is associated with disruption of medial prefrontal cortex-amygdala circuit［J］. Scientific Reports, 2019, 9: 19586.

［14］　Dehdar K, Mooziri M, Samii Moghaddam A, et al. Corticosteroid treatment attenuates anxiety and mPFC-amygdala circuit dysfunction in allergic asthma［J］. Life Sciences, 2023, 315: 121373.

［15］　Hou R H, Ye G, Cheng X J, et al. The role of inflammation in anxiety and depression in the European U-BIOPRED asthma cohorts［J］. Brain, Behavior, and Immunity, 2023, 111: 249 - 258.

［16］　Robijn A L, Bokern M P, Jensen M E, et al. Risk factors for asthma exacerbations during pregnancy：A systematic review and meta-analysis [J]. European Respiratory Review：an Official Journal of the European Respiratory Society, 2022, 31(164)：220039.

[17] Zhou J X, Guo Y F, Teng Y Z, et al. Maternal anxiety during pregnancy and children's asthma in preschool age：The Ma'anshan birth cohort study[J]. Journal of Affective Disorders, 2023, 340：312 - 320.

[18] Han Y Y, Yan Q, Chen W, et al. Child maltreatment, anxiety and depression, and asthma among British adults in the UK Biobank [J]. The European Respiratory Journal, 2022, 60(4)：2103160.

[19] 中华医学会呼吸病学分会哮喘学组. 胸闷变异性哮喘诊治中国专家共识[J]. 中华医学杂志, 2023, 103(34)：2662 - 2673.

[20] Garcia-Sanchez D, Darssan D, Lawler S P, et al. Asthma and anxiety development in Australian children and adolescents[J]. Pediatric Allergy and Immunology：Official Publication of the European Society of Pediatric Allergy and Immunology, 2023, 34(3)：e13941.

[21] Patella V, Pelaia C, Zunno R, et al. Biologicals decrease psychological distress, anxiety and depression in severe asthma, despite Covid-19 pandemic [J]. Respiratory Medicine, 2022, 200：106916.

[22] O'Neill C, Dogra S. Reducing anxiety and anxiety sensitivity with high-intensity interval training in adults with asthma[J]. Journal of Physical Activity & Health, 2020, 17(8)：835 - 839.

[23] Sankar J, Das R R. Asthma-A disease of how we breathe：Role of breathing exercises and pranayam[J]. The Indian Journal of Pediatrics, 2018, 85(10)：905 - 910.

[24] Guo B Q, Zhang M Y, Hao W S, et al. Neuroinflammation mechanisms of neuromodulation therapies for anxiety and depression [J]. Translational Psychiatry, 2023, 13：5.

[25] 车志翎. 耳穴贴压联合穴位按摩在哮病缓解期病人中的应用[J]. 护理研究, 2019, 33(20)：3608 - 3610.

宁波大学附属第一医院心身科　**季蕴辛**
宁波大学附属第一医院呼吸内科　**曹超　李依婷**

第四章

冠心病共病焦虑规范化诊治

第一节
概 述

中国城乡居民的心脑血管疾病患病率和死亡率均居首位，且呈上升趋势。冠状动脉粥样硬化性心脏病（简称冠心病，coronary heart disease，CHD）是最常见的心血管疾病。

焦虑是指缺乏相应的客观因素下出现内心极度不安的期待状态，伴有紧张不安和自主神经功能失调症状。临床上常使用的焦虑概念包括焦虑情绪、焦虑状态和焦虑障碍。焦虑情绪的主观体验是紧张和担心，客观表现包括运动性不安，如搓手、来回走动等。焦虑情绪可以是一种正常的生理过程，持续时间短，不需要医学处理。焦虑状态常伴有多种躯体症状的主诉，包括肌肉紧张、头部不适以及口干、出汗等自主神经功能紊乱的症状，焦虑状态需要医学处理。焦虑障碍是一组以焦虑症状群为主要临床相的精神障碍的总称，其特点是过度恐惧和焦虑，以及相关的行为障碍，导致个体、家庭、社会、教育、职业或其他重要领域的功能明显受损，达到临床诊断标准，须由精神心理科医师予以诊断，并进行积极治疗。

在 INTERHEART 研究中，主要研究影响急性心肌梗死的 9 个危险因素，其中心理社会压力约占可归因性风险的 30％，排名第三。研究表明，焦虑是心血管疾病发生和死亡的独立危险因素。一项包括 20 个研究、将近 25 万人的 Meta 分析结果显示，焦虑人群的冠心病和心源性死亡的风险分别增加 26％和 48％。在北京二级和三级医院的心内科门诊就诊的冠心病患者中，抑郁症和焦虑症的患病率分别为 9.2％和 45.8％；刘梅颜等综合分析 298 例疑诊为冠心病的患者，其中急性冠脉综合征(ACS)患者抑郁和焦虑症状发生率分别为65.6%和78.9%，稳定型心绞痛患者抑郁和焦虑症状发生率分别为18.5%和26.9%。国内 Xia 等纳入急性冠脉综合征(acute coronary syndrome，ACS)患者 672 例，随访一年，发现 ACS 合并焦虑的患者一年内非致死性心肌梗死和再住院风险增加约 2 倍，到急诊就诊次数和一年内医疗花费明显增加。

目前临床上，焦虑是最普遍的心理疾患，影响到 30%的人口。焦虑可以通过心理治疗和药物治疗得到明显缓解，而成功的焦虑治疗能够改善冠心病的发生、发展及预后。因此，需要更好地了解冠心病共病焦虑的诊断及治疗，这样不仅可以预防和控制冠心病的发生发展，同时可以为患者提供安慰和温暖。

第二节

发病机制

焦虑影响冠状动脉粥样硬化性心脏病的可能机制

（一）焦虑激活下丘脑-垂体肾上腺轴及导致交感神经系统功能失调

急性焦虑发作时，恐惧、担忧等强烈负面情绪刺激下丘脑激活下丘脑-垂体肾上腺轴(hypothalamic-pituitary adrenal，HPA)，导致糖皮质激素大量释放，同时焦虑导致自主神经功能异常，交感神经系统张力增加。研究显示循环皮质类固醇和儿茶酚胺水平升高能够触发冠状动脉血管痉挛，可能导致动脉粥样硬化斑块的破裂而引发急性冠脉综合征。另外，这也可能会增加冠心病患者潜在致死性室性心律失常的风险。

长期愤怒/敌意等焦虑情绪导致交感神经系统的慢性过度刺激而功能失调；长期压力应激下，HPA 轴被激活，刺激促炎细胞因子的产生，引发血管内皮炎症反应，促进动脉粥样硬化的发生发展；另外，HPA 轴负反馈调节异常，外周糖皮质激素升高，通过作用于醛固酮受体引起水钠潴留，或作用于血管平滑肌使其异常增生，对血流调节能力降低，从而导致血压升高、心率增加、心室功能改变（例如，左心室射血分数下降、室壁运动异常）、游离脂肪酸释放到血流中以及增加血小板聚集引起高凝状态导致冠心病，对已经有内皮功能和抗凝功能损害的冠心病患者尤其有害。

（二）焦虑激活肾素-血管紧张素系统，加速冠心病的进展

经典的肾素-血管紧张素系统（renin-angiotensin system，RAS）中，肾素转化血管紧张素原生成血管紧张 I（Ang I），血管紧张素转化酶（ACE）转化 Ang I 成为血管紧张 II（Ang II），Ang II 与血管紧张素 II-1 型受体（AT_1-R）结合引起交感神经系统（SNS）兴奋、脂质摄入、炎症、氧化应激，促进动脉粥样硬化的发展；另外，RAS 在中枢神经系统中是影响神经退行性变和行为改变的重要因素，在前额叶皮质、杏仁核、海马、扣带回、丘脑和下丘脑等脑区 AT_1-R 广泛表达，而这些区域与情绪控制密切相关。焦虑、抑郁等情绪刺激后 RAS 过度激活，AT_1-R 明显上调，肾素大量释放入血，Ang II 增多，从而引起血压升高、血管内皮损伤等，继而引发动脉粥样硬化，包括冠心病等疾病的发生发展。

总之，焦虑等不良心理状态与冠心病在发病机制上相互促进、互为因果。

第三节

临床表现

对冠心病的临床表现，我们这里以稳定型心绞痛为例。稳定型心绞痛常以发作性胸痛为主要临床表现，疼痛的特点为：

1. 部位　主要在胸骨体上段或中下段之后，可波及心前区，有手掌大小范围，甚至横贯前胸，界限不很清楚。常放射至左肩、左臂内侧达无名指和小指，或至颈、咽或下颌部。

2. 性质　胸痛常为压迫、发闷或紧缩感，也可有烧灼感，但不尖锐，不像针刺或刀扎样痛，偶伴濒死的恐惧感。发作时，患者往往不自觉地停止原来的活动，直至症状缓解。

3. 诱因　发作常由体力劳动或情绪激动（如愤怒、焦急、过度兴奋等）所激发，饱食、寒冷、吸烟、心动过速、休克等亦可诱发。疼痛发生于劳力或激动的当时，而不是在一天劳累之后。典型的稳定型心绞痛常在相似的条件下发生。但有时同样的劳力只在早晨引起心绞痛，提示与晨间痛阈较低有关。

4. 持续时间和缓解方式　疼痛出现后常逐步加重，然后在3～5分钟内逐渐消失，一般在原来诱发症状的活动停止后即缓解。舌下含用硝酸甘油也能在几分钟内使之缓解。可数天或数星期发作一次，亦可一日内发作多次。

焦虑临床上主要分为精神性焦虑、躯体性焦虑、自主神经功能紊乱以及其他症状。主要表现为注意力难以集中、入睡困难、易醒、易激惹，心动过速、胸闷气短、头晕头痛、皮肤潮红、出汗或苍白、口干、吞咽梗阻感、胃部不适、恶心、腹痛、腹胀、便秘或腹泻、尿频，严重会出现强迫、恐惧、惊恐发作、人格解体等症状体验。

第四节

评估和诊断

按照《在心血管科就诊患者心理处方中国专家共识(2020版)》的建议,作为非精神专科医师,及早识别冠心病患者共病焦虑的精神心理问题非常必要,即使不会干预或不愿干预,可及时转诊或请会诊,使患者得到及时诊断和治疗,从而提高医疗服务质量,减少医患矛盾。

一、筛查方法

心血管科的临床诊疗节奏快,对患者的情绪体验难以逐一澄清,包括对冠状动脉粥样硬化性心脏病患者的诊治,因此,心理问题筛查尤为重要。

第一步:可在诊疗同时或诊前候诊时,采用"三问法"初步筛出可能有问题的患者。"三问法"如下:(1)是否有睡眠不好,包括入睡困难、早醒,是否明显影响白天的精神状态或需要应用改善睡眠的药物;(2)是否有心烦不安、烦躁易怒或对人对事担心害怕;(3)是否有明显身体不适,如胸痛、胸闷或气短等症状,但心电图、冠脉CT或冠脉造影等检查都没有发现能够解释患者身体不适的冠脉器质性病变的依据。三个问题中如果有 两个回答"是",符合焦虑等精神障碍的可能性在80%左右。

在诊断焦虑时,还要警惕隐匿性焦虑的症状:① 肌肉酸痛;② 哈欠连天;③ 难以放松思维,对事情总是负面解读;④ 头晕;⑤ 胃肠道不适等。另外需要明确患者有无抑郁,要重点观察四个方面:① 情绪改变:对事物失去兴趣,甚至不能感受喜怒哀乐;② 睡眠障碍：失眠或者过度睡眠；③ 意志与行为的改变：活动减弱，对事物缺乏勇气及信心；④ 躯体症状：疲惫、乏力等。

第二步：进一步评估工具推荐《广泛焦虑问卷 7 项（generalized anxiety disorder scale7，GAD-7）》，GAD-7 是临床上常用的焦虑自评量表，用于评估患者近 2 周内的焦虑情况。躯体症状较多时推荐评估《患者健康问卷-15 项（PHQ-15）》或《躯体化症状自评量表》，建议应用《患者健康问卷-9 项（PHQ-9）》明确患者近 2 周内有无抑郁。判断方法：GAD-7 和 PHQ-9 评分：＜5 分为正常，5～9 分为轻度，10～14 分为中度，15～19 分为中重度，20 分以上为重度；躯体化症状自评量表评分：＜30 分为正常，30～39 分为轻度，40～59 分为中度，60 分以上为重度；PHQ-15 评分：0～分为无躯体症状，5～9 分为轻度躯体症状，10～14 分为中度躯体症状，15～30 分为重度躯体症状。

第三步：详细询问病史。冠心病共病焦虑时，临床上除表现出冠心病相关症状外，同时合并焦虑的症状。冠心病的常见症状包括胸痛、胸闷、气短、心悸、出汗等。焦虑在临床上主要表现为过分担心、害怕、烦躁、坐立不安、失眠、颤抖、身体发紧僵硬等情感行为症状，惊恐发作是急性焦虑发作的表现，患者可能出现濒死感、四肢发麻、呼吸困难等症状。

二、常用量表的作用与局限

量表作为开发的标准化评估工具，有着各自的用法和适用范围。有的量表是由受训合格的专业人员施测，不能由患者自填，如《汉密尔顿抑郁焦虑量表》。各种自评问卷由患者填写，属于症状评定，不能据此直接做出精神科诊断。问卷评估仅为症状评定，是否给予相应心理干预还需综合评估患者病情，多学科合作诊疗。

第五节

治　疗

　　冠心病治疗包括一般治疗、药物治疗及血运重建治疗。一般治疗包括：调整日常生活与工作量，减轻精神负担，保持适当体力活动。药物治疗主要是抗心绞痛和抗缺血，治疗药物包括：硝酸酯类药物、β受体阻滞剂、钙通道阻断剂、曲美他嗪等代谢类药物、窦房结抑制剂(伊伐布雷定)；预防心肌梗死和死亡的治疗包括抗血小板、降脂药物、血管紧张素转换酶抑制剂/血管紧张素Ⅱ受体阻滞剂/血管紧张素受体脑啡肽酶抑制剂；中医中药治疗。血运重建治疗，主要有：经皮冠状动脉介入手术、冠状动脉旁路手术。

　　冠心病患者焦虑等的精神心理问题，临床处理起来相对复杂，从普通人的患病反应到患病行为异常及适应障碍，包括药物副作用造成的精神症状等，很难用一个模式应对所有情况。因为第一线接触患者的是心血管科医师，而很多患者会因为"病耻感"拒绝转诊至精神科，同时冠心病有时是致命性疾病，多数患者通常是亚临床或轻中度焦虑，没有达到精神疾病的诊断标准，这部分患者由心血管科医师处理更安全方便。

一 生活方式干预

　　1. 相关知识科普　对患者进行冠心病共病焦虑等心理问题的相关知识宣教，减少对冠心病的恐惧，及对共病焦虑的理解。

　　2. 饮食干预　患者应采取低盐、低脂饮食，应注意营养均衡，并控制每日总的摄入量。

　　3. 运动干预　运动对冠心病的益处已是医学界的共识，冠心病患者对运动的恐惧是产生焦虑情绪的原因之一，因此，可通过运动疗法逐步帮助冠心病患者恢复正常运动能力。研究显示运动不仅改善情绪状态，同时可改善心血管预后。因此应结合患者的兴趣、需要及健康状态来制定个性化运动干预计划。可参考"冠心病心脏康复/二级预防中国专家共识"。

冠心病经典的运动治疗方案包括三个步骤。第一步：准备活动，即热身运动，多采用低水平有氧运动，持续 5～10 min。目的是放松和伸展肌肉、提高关节活动度和心血管的适应性，预防运动诱发的心脏不良事件及预防运动性损伤。第二步：训练阶段，包含有氧运动、阻抗运动、柔韧性运动等，总时间 30～90 min。其中，有氧运动是基础，阻抗运动和柔韧性运动是补充。常用的有氧运动方式有行走、慢跑、骑自行车、游泳、爬楼梯，以及在器械上完成的行走、踏车、划船等，每次运动 20～40 min。第三步：放松运动，有利于运动系统的血液缓慢回到心脏，避免心脏负荷突然增加而诱发心脏事件。因此，放松运动是冠心病患者运动训练必不可少的一部分。放松方式可以是慢节奏有氧运动的延续或是柔韧性训练，根据患者病情轻重可持续 5～10 min。病情越重，放松运动的持续时间宜越长。

对于老年人，提倡采用散步（每日 1 小时，可分次进行）、保健体操、太极拳、八段锦等运动形式。

4. 改善睡眠　冠心病共病焦虑的患者常合并睡眠障碍，应进行睡眠卫生教育，记录睡眠日记，建议改善睡眠环境、规律作息时间、减少卧床时间，避免睡前饮用茶或咖啡等兴奋物质，避免睡前应用手机及电脑等电子产品。

二、心理治疗

1. 心理支持

医生应认真倾听患者诉说不适症状和内心感受，尽量理解并与患者达到共情，耐心向患者解释病情，鼓励患者及其家属增强对治疗的信心，更好地配合治疗。

2. 认知行为治疗

认知行为疗法（CBT）是一组通过改变思维、信念或行为的方法来改变不良认知，达到消除不良情绪或行为的短暂心理治疗方法。认知因素在决定冠心病患者的心理反应中起关键性作用，包括患者对冠心病病因和疾病结果的理解及接受，对治疗的预期作用的理解等。根据吴文源主编的《焦虑障碍防治指南》，对于冠心病共病焦虑障碍患者的认知治疗，第一步：通过与患者交谈和让其每天记录症状出现前和发生时的想法来确定其不恰当的思维方式。第二步：通过提问来使患者检查其不恰当思维的逻辑基础，如患者认为在焦虑发作时他担心会立即发生胸痛或胸闷、气短，继而引发严重的心血管事件甚至猝死，可以反问他"为什么既往焦虑发作虽然有时会出现胸痛或胸闷、气短，但没有一次导致严重的心血管事件甚至猝死？"。第三步：让患者考虑换一种思考问题的方式，如新的解释可以是：因为担心冠心病发作而使焦虑加重，胸痛或胸闷、气短是高度焦虑的后果，并不是冠心病的症状。第四步：鼓励患者进行真实性检验，验证这些替代的新解释结果如何，他会发现当他不再担心发生冠心病时，胸痛或胸闷、气短症状明显减轻了。

3. 减压疗法

通过腹式呼吸、渐进式肌肉放松、正念或冥想等疗法进行放松减压训练。这类治疗是通过减慢呼吸、降低肌肉紧张和自主神经兴奋来减轻焦虑的，应该向患者解释主要的放松内容，减慢呼吸的频率（像睡眠时那样深而缓慢），使患者一步一步地放松肌肉，集中注意力于精神松弛而减少不必要的多思多虑。

三 药物治疗

临床上根据药物受体的不同，分为抗焦虑药物和有抗焦虑作用的药物，目前使用最多的抗焦虑药物是苯二氮䓬类和 $5-HT_{1A}$ 受体部分激动剂，而有抗焦虑作用的药物包括化学结构不同的抗抑郁药物等。由于抗抑郁药物具有抗抑郁和抗焦虑的双重作用，因此其被广泛用于焦虑障碍的治疗，但因为每一种焦虑障碍亚型的临床特点各不相同，所以在具体选择用药时的有效性也不尽相同。具有抗焦虑作用的抗抑郁药：选择性 5-羟色胺再摄取抑制剂（selective serotonin reuptake inhibitors，SSRIs）、5-羟色胺和去甲肾上腺素再摄取抑制剂（serotonin and noradrenergic reuptake inhibitors，SNRIs）、去甲肾上腺素及特异性 5-羟色胺能抗抑郁药（noradrenergic and specific serotonergic antidepressants，NASAs）、三环类抗抑制药（tricyclic antidepressants，TCAs）、单胺氧化酶抑制剂（monoamine oxidase inhibitors，MAOIs）和可逆性单胺氧酶 A 抑制剂（reversible inhibitors of monoamine oxidase A，RIMAs）。在治疗不同类型的焦虑障碍时，它们具有不同程度的疗效。临床上常用的有 SSRIs、SNRIs 和 NASAs 药物，相比 TCAs 和 MAOIs，它们的安全性和耐受性更好。SSRIs 和 SNRIs 所拥有的循证证据多于 NASAs。苯二氮䓬类药物可作为较早期的辅助用药，尤其是对于急性焦虑或激惹的患者而言，可用来进行急性干预。

1. 苯二氮䓬类（Benzodiazepine，BDZ）

主要是通过增强内源性 γ 氨基丁酸（GABA）的作用而起效。BDZ 药物和 GABA 均能增加彼此与受体部位结合的倾向，打开氯离子载体，使氯离子内流，增加氯离子通道开放的频率和数量，从而降低细胞的兴奋性。特点是抗焦虑作用强、起效快、疗效好、副作用小、安全可靠等特点而被临床广泛应用于焦虑症和失眠的治疗。按半衰期，大致可分为半衰期长和短两类。常用的长半衰期药物有地西泮、艾司唑仑、氯硝西泮等；常用的短半衰期药物有劳拉西泮、阿普唑仑、咪达唑仑、奥沙西泮等。长半衰期的药物更适合用于伴有失眠的情况，睡眠时用药，由于老年患者代谢慢，第二天上午往往还有抗焦虑效果，但应注意其肌松作用，因此老年人要防止跌倒、体位性低血压，重症患者注意呼吸抑制。

由于其有一定的成瘾性，现在临床一般作为抗焦虑初期的辅助用药，较少单独使用控制慢性焦虑。在医生指导下用药，即使是短半衰期药物，出现病理性成瘾(剂量不断增加)也很少见。

注意事项：有呼吸系统疾病者要慎用，易引起呼吸抑制，导致呼吸困难。长期使用会产生药物依赖，突然停药可引起戒断反应。建议连续应用不超过 4 周，逐渐减量停药。

2. 选择性 5-羟色胺(5-HT)再摄取抑制剂(SSRIs)

包括帕罗西汀、舍曲林、艾司西酞普兰、氟伏沙明、氟西汀、西酞普兰。SSRIs 是当今治疗焦虑、抑郁的一线用药，一般 2 周以上起效，研究认为：该类药物可明显改善焦虑抑郁症状，冠心病患者应用心血管安全性好，但使用时也应关注心血管风险。SSRIs 类药物镇静作用较轻，可白天服用；若患者出现困倦、乏力，可晚上服用。为减轻胃肠道刺激，通常餐后服药。建议心血管病患者从最低剂量的一半量开始，老年体弱者从 1/4 量开始，每 5～7 天缓慢加量至最低有效剂量。

艾司西酞普兰：起始剂量 2.5～5 mg/次、每日 1 次，逐渐增加至 10 mg/次、每日 1 次；舍曲林：起始剂量 12.5～25 mg/次、每日 1 次，逐渐增加至 50 mg/次、每日 1 次；帕罗西汀：5～10 mg/次、每日 1 次，逐渐增加至 20 mg/次、每日 1 次。

3. 氟哌噻吨美利曲辛(黛力新，Deanxit)

每片含相当 0.5 mg 氟哌噻吨，以及 10 mg 美利曲辛。氟哌噻吨是一种抗精神病药，是突触后 D1、D2 受体的抑制剂，通过 D2 受体发挥其抗精神病的作用。美利曲辛是一种抗抑郁药，属于 TCAs 类。

此药具有抗焦虑、抗抑郁和兴奋的特性，适用于轻、中度的焦虑及伴发抑郁患者，尤其是心因性焦虑、躯体疾病伴发焦虑、更年期焦虑、酒精及药物依赖伴发的焦虑和抑郁，目前在心内科应用较多。但心肌梗死急性期、循环衰竭、房室传导阻滞、急性酒精中毒等禁用；长期使用时应注意肌张力增高、面容呆板、动作迟缓、肌肉震颤、流涎等锥体外系反应的发生，尤其在老年人中应用时更应密切观察。

4. 其他

5-羟色胺和去甲肾上腺素再摄取抑制剂、去甲肾上腺素及特异性 5-羟色胺能抗抑郁药、三环类抗抑制药及单胺氧化酶抑制剂可作为冠心病共病焦虑的二线药物，但因有导致高血压或体位性低血压等副作用，若需应用应咨询精神科医生。

四、中医治疗

冠心病合并焦虑即"双心"疾病。祖国医学无"双心"疾病的论述和记载，应属中医学"胸痹心痛""心悸""郁证""脏躁"等范畴。从脏腑角度看双心疾病与心关系最为密切，《黄帝内经》曰"心主血脉，心藏神"，"心"的生理功能包括"主血脉"与"主神明"，即心不仅主司血液在脉道中运行，还具有主意识、思维、情志等精神活动的作用。《黄帝内经》所谓："心者，君主之官，神明出焉"，这也说明心可主司精神、意识、思维活动。心主神明、心主血脉这两大生理功能体现了双心之意。假如"心"出现病变，一方面会影响血液在脉道中的运行，从而引发心血管疾病；另外还会影响人的精神神志活动而引发精神心理问题，成为心血管疾病共病心理问题。

中医认为双心疾病多因情志不安、饮食不节、劳累过度、久病体虚等因素所致，病机为气血阴阳变化失常，气机升降失司，以致心失所养、心神受扰。正如朱丹溪言："气血冲和，万病不生，一有怫郁，诸病生焉"，表明情志的异常会导致气机升降失常。本病病位在心，与肝、脾、肾密切相关。病性多属本虚标实，久病可见虚实夹杂之证。

1. 中医辨证论治

中医药在综合干预治疗双心疾病方面显示出了独特的优势，可以在不同程度上减少或避免抗焦虑和抑郁药物的不良反应。中医讲究的是整体观念、辨证论治，在双心疾病的治疗上中医是将人体作为一个整体进行调节，临床多采用辨证分型论治。常见的证型有：

（1）肝郁气滞型

症见：心胸满闷疼痛，痛无定处，善叹息，每遇情绪不遂时诱发或加重，时有精神抑郁，情绪不宁，胸胁胀痛，脘闷嗳气，腹胀纳呆，大便失常，舌红，苔薄或薄腻，脉弦。

治以疏肝理气解郁。方药以越鞠丸、柴胡疏肝散加减。

中成药可选逍遥丸、加味逍遥丸、舒肝解郁胶囊等。

（2）心血瘀阻型

症见：胸部刺痛，固定不移，甚则心痛彻背，背痛彻心，伴有精神抑郁，性情急躁，头痛，担心害怕，失眠多梦，健忘，身体某部位有发冷或发热感，舌质紫暗，有瘀点或瘀斑，苔薄，脉弦或涩。

治以活血化瘀，理气解郁，宁心安神。方药以血府逐瘀汤加减。

中成药可选血府逐瘀口服液或丸、复方丹参滴丸、通心络、心可舒片、冠心丹参滴丸、地奥心血康胶囊等。

（3）痰火扰心型

症见：胸闷如窒如痛，闷重而痛轻，肢体沉重，口干口苦口臭，或口有异味，或咽中如有异物，形体肥胖，心烦易怒，精神抑郁，失眠，做噩梦，大便干燥，小便短赤，舌红，苔黄或黄腻，脉滑数。

治以清热化痰，宁心安神。方药以黄连温胆汤加减。

中成药可选龙胆泻肝丸、牛黄清心丸、心速宁胶囊、礞石滚痰丸等。

（4）心虚胆怯型

症见：患者自觉心跳心慌，时作时止，胸闷，善惊易恐，坐卧不安，甚则不能自主，精神恍惚，伴有气短神疲，惊悸不安，舌淡苔薄，脉细数。

治以镇惊定志，养心安神。方药以安神定志丸加减。

中成药可选柏子养心丸、琥珀安神丸、朱砂安神丸等。

（5）心脾两虚型

症见：心胸阵阵隐痛，胸闷气短，动则尤甚，多思善虑，头晕目眩，纳差，面色不华，倦怠乏力，失眠多梦，健忘，舌淡边有齿痕，脉细弱。

治以健脾养心，益气安神。方药以归脾汤加减。

中成药可选九味镇心颗粒、养心氏、参芪五味子胶囊、黄芪精口服液、安神补脑液等。

（6）气阴两虚型

症见：胸闷，气短，精神萎靡，神情倦怠，口咽干燥，五心烦热，心烦少寐，头晕目眩，耳鸣腰酸，遗精盗汗，舌红，少苔，脉细数。

治以益气养阴，镇心安神。方药以天王补心丹加减。

中成药可选生脉饮口服液、益气养阴口服液、六味地黄丸、知柏地黄丸、五味子颗粒等。

2. 非药物中医特色疗法

中医在治疗双心疾病时不限于采取中药治疗，还可以通过非药物治疗，包括针刺、推拿、穴位按摩、中医功法等。有研究显示，针刺、推拿、中医特色运动疗法等治疗方式可以通利血脉、舒畅情志，对于患者的双心疾病症状均能起到良好的治疗效果。另外还有穴位按摩与穴位贴敷等中医非药物疗法，也对双心疾病治疗疗效确切。

3. 其他疗法

中医基本理论中的情志相胜法和五音疗法等，也可用于双心疾病的治疗。情志相胜法是根据五脏主五志、应五行的理论，利用中医相生相克的关系，有意识地用一种情志活动去战胜和调节某种不良精神状态的治疗方法，比如"悲胜怒、恐胜喜、怒胜思、喜胜忧、思胜恐"。五音疗法，就是根据中医传统的阴阳五行理论和五音对应，用角、徵、宫、商、羽五种不同音调的音乐来治疗疾病。Meta 分析显示，五行音乐疗法对双心疾病患者焦虑及抑郁状况有明显改善作用。

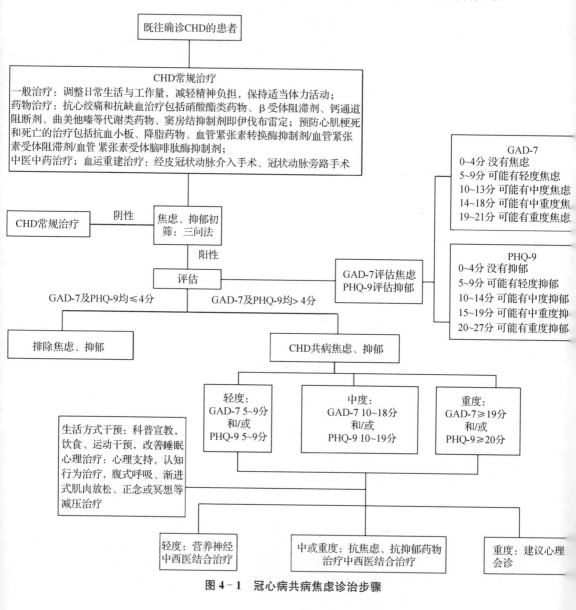

图 4-1 冠心病共病焦虑诊治步骤

第六节

健康教育

对于冠心病服用抗焦虑药物的患者，应嘱患者积极改善生活方式，监测血压、血脂、血糖等心血管疾病危险因素，按医嘱服用冠心病二级预防药物。

另外应加强随访。首先应对患者及家属进行冠心病及心理健康教育，由于广大患者对治疗焦虑或抑郁药物普遍存在疑虑，服药依从性很差，一旦在用药初期出现不适，停药率极高，因此对患者及时并定期随诊极为重要。随访有利于定期了解患者的病情变化，并能指导患者进一步治疗，提高治疗依从性。

随访从患者接受治疗开始，建议处方药物后 1～2 周随访一次，随访内容包括药物治疗效果、药物治疗副作用、是否停药，关注 QT 间期。之后适当延长随访时间。随访方式可通过门诊咨询、电话、微信或网络视频等方式进行。若患者因服用抗焦虑或抑郁药物出现副作用或不能耐受，或者出现重度焦虑、抑郁等严重症状，可请精神科医生会诊或转诊，以进一步治疗。

总之，冠状动脉粥样硬化性心脏病共病焦虑在临床工作中的发病率呈明显增长的趋势，对于非精神科医生而言，如何诊断、预防及治疗，需要医生有较高的耐心、责任心，并不断提高对该类疾病识别、诊断和防治的能力。

参 考 文 献

[1] 中国医师协会心血管内科医师分会双心学组,北京医学会心脏心理分会. 稳定性冠心病合并心理问题基层诊疗共识(2023 年)[J]. 中华全科医师杂志,2023,22(12):1224-1234.

[2] 中国康复医学会心血管病预防与康复专业委员会,中国老年学学会心血管病专业委员会,中华医学会心身医学分会. 在心血管科就诊患者心理处方中国专家共识(2020 版)[J]. 中华内科杂志,2020,59(10):764-771.

[3] 中华医学会神经病学分会,神经心理学与行为神经病学组. 综合医院焦虑、抑郁与躯体化症状诊断治疗的专家共识[J]. 中华神经科杂志,2016,49(12):908-917.

[4] 张淼,陈可远,欧阳嘉慧,等. 心血管疾病合并焦虑抑郁患者中医特色疗法研究近况及展望[J]. 辽宁中医药大学学报,2020,22(11):187-190.

[5] 杜渐,孔军辉,杨秋莉. 情志相胜干预抑郁症机理的理论探析[J]. 中国中医基础医学杂志,2020,26(6):739-741.

[6] 代雅琪,裴大军,刘娟,等. 五行音乐疗法对心血管疾病后焦虑、抑郁及血压影响的 Meta 分析[J]. 中华全科医学,2016,14(8):1359-1362.

[7] Writing Committee Of The Report On Cardiovascular Health And Diseases In China The. Report oncardiovascular health and diseases in China 2022:An updated summary [J]. Biomedical and Environmental Sciences:BES,2023,36(8):669-701.

[8] Pogosova N,on behalf of the EUROASPIRE Investigators,Kotseva K,et al. Psychosocial risk factors in relation to other cardiovascular risk factors in coronary heart disease:Results from the EUROASPIRE IV survey. A registry from the European Society of Cardiology[J]. European Journal of Preventive Cardiology,2017,24(13):1371-1380.

[9] Xia K,WangL F,Yang X C,et al. Comparing the effects of depression,anxiety,and comorbidity on quality-of-life,adverse outcomes,and medical expenditure in Chinese patients with acute coronary syndrome[J]. Chinese Medical Journal,2019,132(9):1045-1052.

[10] Chrissobolis S,LuuA N,Waldschmidt R A,et al. Targeting the renin angiotensin system for the treatment of anxiety and depression [J]. Pharmacology,

Biochemistry, and Behavior, 2020, 199: 173063.

[11] Chen Y Y, Xu P, Wang Y, et al. Prevalence of and risk factors for anxiety after coronary heart disease: Systematic review and meta-analysis[J]. Medicine, 2019, 98(38): e16973.

[12] RutterL A, Brown T A. Psychometric properties of the generalized anxiety disorder scale-7 (GAD-7) in outpatients with anxiety and mood disorders[J]. Journal of Psychopathology and Behavioral Assessment, 2017, 39(1): 140 – 146.

[13] Mentrup S, Harris E, Gomersall T, et al. Patients'experiences of cardiovascular health education and risk communication: A qualitative synthesis[J]. Qualitative Health Research, 2020, 30(1): 88 – 104.

[14] PetersenK S, Kris-Etherton P M. Diet quality assessment and the relationship between diet quality and cardiovascular disease risk[J]. Nutrients, 2021, 13(12): 4305.

[15] Nagyova I, Jendrichovsky M, Kucinsky R, et al. Effects of Nordic walking on cardiovascular performance and quality of life in coronary artery disease[J]. EuropeanJournal of Physical and Rehabilitation Medicine, 2020, 56 (5): 616 – 624.

[16] ChanA W K, Chair S Y, Lee D T F, et al. Tai Chi exercise is more effective than brisk walking in reducing cardiovascular disease risk factors among adults with hypertension: A randomised controlled trial[J]. International Journal of Nursing Studies, 2018, 88: 44 – 52.

[17] Mao S, Zhang X X, Chen M G, et al. Beneficial effects of Baduanjin exercise on left ventricular remodelling in patients after acute myocardial infarction: An exploratory clinical trial and proteomic analysis[J]. Cardiovascular Drugs and Therapy, 2021, 35(1): 21 – 32.

[18] Cao Z, Hou Y B, Yang H X, et al. Healthy sleep patterns and common mental disorders among individuals with cardiovascular disease: A prospective cohort study[J]. Journal of Affective Disorders, 2023, 338: 487 – 494.

[19] Holdgaard A, Eckhardt-Hansen C, LassenC F, et al. Cognitive-behavioural therapy reduces psychological distress in younger patients with cardiac disease: A randomized trial[J]. European Heart Journal, 2023, 44(11): 986 – 996.

[20] Bialas P, Kreutzer S, Bomberg H, et al. Progressive muscle relaxation in

postoperative pain therapy[J]. Schmerz，2020，34(2)：148 - 155.

[21] LevineG N，Lange R A，Bairey-Merz C N，et al. Meditation and cardiovascular risk reduction：A scientific statement from the American heart association[J]. Journal of the American Heart Association，2017，6(10)：e002218.

大连医科大学附属第一医院心内科　**路岩　李真**

大连医科大学附属第三医院心内科　**张日**

大连市中西医结合医院心内科　**李国林**

第五章

胃食管反流病共病焦虑规范化诊疗

第一节
概　述

胃食管反流病(gastric-esophageal reflux disease，GERD)是指胃内容物反流到食道，引起胃灼热和反酸等一系列症状的疾病，其典型的临床表现包括以反酸、"烧心"及胸骨后烧灼痛为主的食管内症状以及其伴随发生的如声嘶、咳嗽、牙齿侵蚀以及哮喘等食管外症状，是一种临床上常见的慢性消化系统疾病。胃食管反流病主要分为非糜烂性反流病(non-erosive reflux disease，NERD)、反流性食管炎(reflux esophagitis，RE)以及 Barett 食管(BE)三种类型，其中 NERD 的患病率高达 50%～70%。它是一种复杂的多因素参与的疾病，发病与食管下括约肌松弛、食管黏膜屏障功能障碍、食管清除能力下降、胃及食管的解剖结构异常等多方面因素有关。同时，包括焦虑在内的社会心理因素也对 GERD 症状的严重程度有重要的影响作用。GERD 患者与健康人群相比，其合并心理障碍的比例明显升高，且合并焦虑、抑郁的 GERD 患者的亦会加重其消化道症状，严重影响患者的生活质量。焦虑是 GERD 常见的心理共病之一。

越来越多的证据表明，焦虑症状与 GERD 的患病率之间存在一定的关联，GERD 发生率较高的人群，患焦虑的风险也相应增加。一项荟萃分析表明，GERD 患者焦虑症状的总患病率约为 34.4%。与健康对照组相比，GERD 患者的焦虑水平更高，其焦虑的发生率是健康对照组的 4.46 倍。同时，焦虑也可能会增加胃食管反流病的风险。患有焦虑症的受试者胃食管反流风险是健康对照组的 3.2 倍。一项大规模的孟德尔随机化研究也表明，胃食管反流病与焦虑症的风险增加具有因果关系。此外，在 GERD 的分类中，非糜烂性胃食管反流病(non-erosive reflux disease，NERD)和反流性食管炎(reflux esophagitis，RE)的焦虑症状共病率分别约为 36.3％ 和 25.9％，NERD 相比 RE 更容易合并有焦虑症状。

在人群的性别、疾病类型、年龄等方面，GERD 合并焦虑的发生率有所差异。女性 GERD 患者相比男性患者更易合并焦虑；在 GERD 病人中，NERD 的患者相比 EE 患者，合并焦虑的发生率更高；老年 GERD 患者(≥60 岁)的焦虑发生率高于非老年患者，其中，女性、NERD、伴食管外症状是老年患者合并焦虑的独立危险因素。

第二节

发病机制

GERD 与焦虑共病的发生机制可能与以下几个方面有关：

一、5-HT 系统调节异常

5-羟色胺(5-HT)是一种调节情绪和行为的单胺类神经递质，它在中枢神经系统中发挥关键作用。5-HT 水平的降低可能导致焦虑和抑郁症状的出现。外周神经系统的 5-HT 主要由胃肠道中的肠嗜铬细胞产生，食管高敏感被认为是难治性胃食管反流病重要的病理生理机制之一，而 5-HT 在调节胃肠道分泌、运动和敏感性的过程中起着重要作用。诱导 5-HT 耗竭可在化学刺激过程中显著降低痛觉感受阈值，由此证实了 5-HT 在控制食管高敏感性中的参与。因此，5-HT 系统的调节异常可能产生中枢神经系统和胃肠道系统之间的相互影响，从而导致 GERD 和焦虑共病的发生。

二、免疫炎症因素

炎症因子是 GERD 与焦虑共病的机制之一。研究发现，与健康人群相比，GERD 患者的食管黏膜显示出更高的细胞因子和趋化因子，如白细胞介素-6（IL-6）、白细胞介素-8（IL-8）、白细胞介素-1β（IL-1β）、肿瘤坏死因子 α（TNF-α）、血小板活化因子（PAF）和活性氧（ROS），这些外周的炎症细胞因子和趋化因子可能和中枢神经系统炎症的上调有关，并可能通过脑-肠轴影响大脑的情绪处理。此外，GERD 可被视为一种慢性炎症过程，而外周循环和大脑中的慢性炎症在焦虑等常见精神障碍的病理生理学中起着关键作用。

三、微生物-肠-脑轴功能异常

中枢神经系统与肠道、肠道微生物之间存在着密切联系，形成了"微生物-肠-脑轴"，该轴线调节着胃肠道的感觉、屏障、分泌和运动功能，也参与调节内分泌、免疫、代谢及高级认知活动。微生物、神经内分泌和免疫细胞的改变可能影响肠道功能，导致胃食管反流。此外，肠道微生物的改变也可能影响大脑中神经递质 5-HT 的合成和释放，从而影响情绪和认知。一项大型纵向流行病学研究表明，以前暴露于肠道感染的个体患焦虑症的可能性增加，暗示肠道微生物群是随后焦虑症的潜在"触发因素"。因此，微生物-肠-脑轴功能异常也可能是 GERD 和焦虑共病的发生机制之一。

四、食管高敏感

压力和应激会增强中枢对食管刺激的反应，研究表明，焦虑水平的急剧增加可以增强酸诱导的食管痛觉过敏。此外，急性应激增加了食管通透性，从而使胃酸更容易到达食管而伤害感受器。研究发现，焦虑合并 GERD 患者会增强对于反流发作的严重程度的感知。同时，GERD 也可以通过内脏高敏感诱发精神心理障碍。

NERD 表型患者不仅因食管处酸暴露引发症状，还会通过不同的生理和心理机制导致疼痛感知的增强。

第三节

评估与诊断

研究表明，心理因素特别是焦虑和抑郁，在胃食管反流患者中起重要作用。焦虑和抑郁水平的增加均与生活质量问卷心理成分得分的降低有关。焦虑或抑郁水平与 24 小时 pH 阻抗监测期间报告的反流症状数量或与反流事件相关的症状数量无关。在对反流过敏的 GERD 患者中，焦虑和抑郁水平以及生活质量下降与其他 GERD 患者相似。功能性胃灼热患者的焦虑水平高于胃反流患者。因此，在 GERD 诊断和治疗的同时要关注对其焦虑情况的诊断和评估。

一　GERD 与焦虑共病的诊断

GRED 患者焦虑的诊断一般采用医院焦虑与抑郁量表(hospital anxiety and depression scale，HADS)(见表 5-1)，用于在门诊环境中检测抑郁和焦虑，HADS 的（A）部分（HADS-A）侧重于焦虑，HADS 的（D）部分（HADS-D）侧重于抑郁。每个子量表包含 7 个条目，每个条目的取值范围为 0～3，所有 7 个条目的和取值范围为 0～21。高的 HADS 分数表明受试者更抑郁或焦虑。本研究焦虑量表的诊断截止值为≥8，抑郁量表的诊断截止值为≥11。

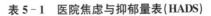

表 5-1　医院焦虑与抑郁量表(HADS)

指导语:情绪在大多数疾病中起着重要作用,如果医生了解您的情绪变化,他们就能给您更多的帮助,请您阅读以下各个项目,在其中最符合您上个月以来的情绪评分上划"√"。对这些问题的回答不要做过多的考虑,立即作出的回答更切合实际。

项目	选项	
1. 我感到紧张(或痛苦)(A)	3 几乎所有时候 1 有时	2 大多数时候 0 根本没有
2. 我对以往感兴趣的事情还是有兴趣(D)	0 肯定一样 2 只有一点儿	1 不像以前那样多 3 基本上没有了
3. 我感到有点害怕,好像预感到有什么可怕事情要发生(A)	3 非常肯定和十分严重 1 有一点,但并不使我苦恼	2 是有,但不太严重 0 根本没有
4. 我能够哈哈大笑,并看到事物好的一面(D)	0 我经常这样 2 现在肯定是不太多了	1 现在已经不大这样了 3 根本没有
5. 我的心中充满烦恼(A)	3 大多数时候 1 时时,但并不经常	2 常常如此 0 偶然如此
6. 我感到愉快(D)	3 根本没有 1 有时	2 并不经常 0 大多数
7. 我能够安闲而轻松地坐着(A)	0 肯定 2 并不经常	1 经常 3 根本没有
8. 我对自己的仪容(打扮自己)失去兴趣(D)	3 肯定 2 并不经常	1 经常 3 根本没有
9. 我有点坐立不安,好像感到非要活动不可(A)	3 确实非常多 1 并不很多	2 是不少 0 根本没有
10. 我对一切都是乐观地向前看(D)	0 差不多是这样做的 2 很少这样做	1 并不完全是这样做的 3 几乎从来不这样做
11. 我突然发现有恐慌感(A)	3 确实很经常 1 并非经常	2 时常 0 根本没有

续表

12. 我好像感到情绪在渐渐低落(D)	3 几乎所有的时间	2 很经常
	1 有时	0 根本没有
13. 我感到有点害怕,好像某个内脏器官变坏了(A)	0 根本没有	1 有时
	2 很经常	3 非常经常
14. 我能欣赏一本好书或一项好的广播或电视节目(D)	0 常常	1 有时
	2 并非经常	3 很少
总分		

二、GERD 与焦虑共病的评估

既往研究表明,慢性病患者的健康相关生活质量(HRQoL)较低,与疾病的慢性性质和治疗有关,且慢性病与心理健康相关。与没有合并症的患者相比,患有胃食管反流并伴有抑郁和焦虑合并症患者的 HRQoL 要低得多。反流性疾病中影响 HRQoL 的因素:反流性疾病与多种导致 HRQoL 受损的特征有关,如全身疼痛、身心健康状况不佳、缺乏活力、日常功能受损、睡眠紊乱、饮食享受改变和性生活受损等。

对于胃食管反流病患者来说,与健康相关的生活质量是一个关键的结局决定因素,它指的是一个人的功能以及其所感知到的身体、精神和社会福祉。GERD 患者的主要目标之一是保持积极的 HRQoL,尽管他们的病情带来了相关的困难。确定 HRQoL 较低的原因至关重要,特别是考虑到与精神健康相关的合并症。目前,很少有研究评估心理合并症对全球胃食管反流病患者健康相关生活质量的影响。HRQoL 已被研究作为慢性疾病研究的主要或次要结局,因为 HRQoL 的改善被认为是一个重要的结局和疾病管理治疗效果的预测指标。卫生服务可以更加以患者为中心,提供慢性病对 HRQoL 影响的数据。

GERD 中常用于评估 HRQol 的量表如下：

（一）SF-36 量表

SF-36 量表（36-item short-form health survey）常用作胃食管反流的常规 HRQol 测量量表，它是在为医学结果研究（MOS）开发的工具的基础上再开发的一种简短、全面的测量方法，评估身体和心理健康。问卷由 36 个项目组成，分为 8 个量表。所有量表的得分范围从 0～100，得分越高，健康状况越好。

对胃食管反流病患者进行心理状态以及它们如何影响患者的 HRQoL 的研究显示，SF-36 中衡量 HRQoL 的各维度均与焦虑、抑郁呈负相关。SF-12 和 SF-20 作为更实用的版本被开发出来，但与 SF-36 不同，SF-20 很少用于胃食管反流患者。虽然 SF-12 被接受用于临床研究，但到目前为止，它还没有 SF-36 那么常见。SF-36 是一种广泛使用的工具，它允许在患者亚组和整个人群之间进行比较，有许多国家的标准值可供参考，它显示了良好的心理测量特性的大量证据，因此经常被用作其他 HRQol 问卷验证过程中的金标准，其信度、内容效度和结构效度均已得到验证。SF-12 的信度和效度略低于 SF-36，但可用于大样本研究。

（二）心理总体幸福感指数（PGWB）

心理总体幸福感指数（psychological general well-being index, PGWBI）最初是在健康人群中开发的，用于衡量主观心理幸福感和痛苦程度。PGWB 是一种自我管理的工具，包含 22 个项目，涵盖 HRQoL 的六个维度：焦虑、抑郁情绪、积极幸福感、自我控制、一般健康和活力。每个子量表由 3～5 个项目组成，得分从 0～5，得分越高，代表幸福感越好。

（三）Euro Qol-5 维度（EQ-5D）

Euro Qol-5 维度是作为描述和评估 HRQOL 的一种标准化的非特定疾病工具而开发的。它旨在补充其他形式的 HRQOL 措施，并应具有为卫生保健评估产生跨国比较的能力。EQ-5D 是一份自我管理的问卷，在世界范围内使用。EQ-5D 由五个维度组成，每个维度由一个问题表示：流动性、自我保健、日常活动、疼痛/不适和焦虑/抑郁。它提供了一个 5 位的密钥，范围从 11111（最佳运行状况）到 33333（最差运行状况）。当前健康状态通过视觉模拟评分（VAS）进行评估，范围从 0（最差健康状态）到 100（最佳健康状态）。EQ-5D 主要用于计算药物经济学研究中的质量调整生命年（QALYs）。

第四节

治　疗

对胃食道反流病患者应定期检测他们的焦虑和抑郁状态，并对这些情况进行治疗。研究表明，早期诊断和治疗可以提高胃食管反流患者的 HRQoL。这在公共卫生方面具有重要意义，因为它促进了生活方式的改变，如运动，可以大大减少精神健康问题和反流问题的频率和严重程度。伴有焦虑抑郁的 GERD 患者在临床症状上的异质性及其发病机制的复杂性导致患者的治疗变得困难。心理评估结果显示，受试者中有约 40％的患者存在有抑郁或焦虑，大多数为轻中度，发生比例明显高于一般人群。研究发现，药物治疗 GERD 患者在完全缓解"烧心"等症状的同时，其综合心理健康指数得到明显改善。这一方面肯定了患者的症状受到心理情绪状态的明显影响；另一方面，这一结果也提示精神心理因素对于疾病症状发生的作用。

一　药物干预

对于伴有焦虑、抑郁的 GERD 患者，建议在抑酸基础上联合使用抗焦虑、抑郁的药物。研究显示，三环类抗抑郁药、选择性 5-羟色胺再摄取抑制剂 SSRI、去甲肾上腺素再摄取抑制药、氟哌噻吨美利曲辛、舒肝解郁等抗焦虑抑郁中药联合质子泵抑制剂(proton pump inhibitor，PPI)治疗 GERD 患者的效果均优于单独用药组。但部分患者对于抗焦虑、抑郁的药物应用具有抵触情绪，在临床工作中医务人员应加强与患者的沟通，向其讲解 GERD 相关发病机制及药物作用机理，以提高患者用药的依从性。

（一）西药治疗

目前临床上对于 GERD 合并焦虑共病的患者多在使用质子泵抑制剂、钾离子竞争性酸阻断剂(potassium-competitive acid blocker，P-CAB)等抑酸药物的基础上联用精神类药物。既往研究显示，对伴有焦虑症状的 GERD 患者使用氟哌噻吨美利曲辛片联合多种 PPI 口服药物，均可有效缓解此类患者的反流症状及心理亚健康状态，并促进食道黏膜愈合。考虑到 GERD 病程周期较长，长期服用抗焦虑药物等精神类药物会对患者造成一定程度的心理负担，且长期使用氟哌噻吨美利曲辛片的部分患者可能会出现不可逆性迟发性运动障碍。因此，在配合使用抗焦虑药物时，需注重多与患者沟通，如提前向患者说明该类药物的作用机制，密切关注患者是否出现相关不良反应等，并据此及时调整治疗方案。

（二）中药治疗

中医治疗 GERD 的方剂如疏肝和胃方、柴胡疏肝散、调胃降逆汤等，具有疏肝解郁、降逆和中的功效，通过调节胃肠功能和情绪状态，明显改善患者的反流症状，提升其生活质量。相较于西药多种药物联合治疗，中药汤剂的优势往往体现在其有助于提升患者的依从性，缓解其服药抵触心理等。

（三）中、西医药物联合治疗

研究提示，内服柴胡疏肝散合旋覆代赭汤加减再联合奥美拉唑口服治疗的试验组患者与奥美拉唑联用氟哌噻吨美利曲辛片的对照组患者相比，试验组患者 GerdQ 评分、内镜评分和主要症状积分均低于对照组，试验组外周血管活性肠肽（VIP）、5-羟色胺（5-HT）、肿瘤坏死因子-α（TNF-α）、白细胞介素-1（IL-1）和 IL-6 水平均低于对照组，且观察组的平均复发时间均低于对照组。同时，亦有研究对比观察了调胃降逆汤联合西药治疗与常规西药治疗对 GERD 患者的疗效，结果提示，中、西医药物联合治疗的试验组患者其症状积分的改善以及疾病复发率的降低明显优于对照组。因此，中、西医药物联合治疗被证实了其广泛应用的前景，但由于两类药物治疗的疗程及方法上尚缺乏统一，针对中西医药物联合疗法的优化及临床试验有待进一步完善。

二、非药物干预

（一）生活方式干预

无论患者是否具有焦虑或抑郁的情况，改善生活方式是治疗 GERD 的基础。生活方式调整对预防 GERD 复发而言简便易行。生活方式的改变包括抬高床头、戒烟、减少酒精的摄入、控制体重、限制咖啡、甜食、薄荷、洋葱、大蒜等刺激性食品及高脂饮食的摄入、进食后避免平卧、睡前 3 小时避免进食、控制便秘、不穿紧身衣等。及时纠正 GERD 患者的不良生活习惯有助于有效缓解其反流症状及预防该疾病的复发。

（1）抬高床头：建议抬高床头 15～20 厘米，以减少夜间反流症状。

（2）戒烟：避免烟雾加剧的食管平滑肌松弛，改善反流症状。

（3）体重管理：患者体重与疾病的症状密切相关，建议通过饮食和运动维持理想体重。

（4）限制刺激性食物：患者应避免摄入刺激性食物，包括咖啡因、巧克力、辛辣食物等。

（5）规律饮食：患者睡前 3 小时应避免进食，维持足够的空腹时间，可降低食管酸反流发生概率。

（6）形成良好的排便习惯：保持正常排便习惯，避免便秘导致腹压升高，加剧反流症状。

（7）避免穿紧身衣：尽量避免穿着紧身衣物，以减少腹腔压力。

（二）心理干预

针对药物仍难以合理控制反流症状及情绪状态的 GERD 患者，在药物治疗的基础上配合适当的心理干预等心理行为疗法，具备较高的临床推广价值。

1. 认知行为疗法

认知行为疗法（cognitive behavioral therapy，CBT）作为一种心理治疗方法，已被广泛应用于治疗各类合并焦虑、抑郁等心理状态的疾病之中。CBT 主要通过改变人的思维和行为，从而达到减少或消除不良情绪及行为的目的。CBT 通过评估引起负面情绪的信念系统，识别并减少患者不健康的行为或习惯，强化学习有利于健康的行为或习惯，如腹式呼吸，来达到治疗的目的。针对 NERD 情绪障碍患者的研究显示，CBT 治疗组和 CBT 联合药物治疗组在对 GERD 患者焦虑、抑郁的改善方面均优于单独药物治疗组；食管定向催眠疗法对功能性胃灼热患者的胃灼热症状、内脏焦虑及生活质量均有良好的改善作用，应用于伴有焦虑、抑郁的 GERD 患者的研究较少，但其作用机制一致，对于药物治疗无效伴有焦虑抑郁的 GERD 患者，实施食管定向催眠疗法也是一种选择。

2. 正念减压疗法

正念减压疗法（mindfulness-based stress reduction，MBSR）是一种提倡让患者以正念禅修处理压力、疾病和疼痛的心理疗法。目前针对胃食管反流病合并焦虑、抑郁等心理障碍等病例的应用还不多，有人将采取加用 MBSR 疗法的试验组 GERD 患者与常规护理治疗的对照组 GERD 患者相对比，试验组患者的焦虑、抑郁自评量表以及胃食管反流病健康相关生存质量量表评分均较治疗前明显改善，且治疗效果明显优于对照组患者。

（三）穴位刺激疗法

目前已有大量研究证实，针灸配合常规药物治疗可在 GERD 患者中表现出确切的疗效。研究者推断针灸发挥作用的机制主要源于增加 GERD 患者食管下括约肌的压力及减轻其食道炎症反应程度等。除传统的针灸疗法实现相应穴位的刺激外，使用数字化音乐胃电起搏刺激胃肠动力相关穴位（足三里穴），有助于增加患者下食管括约肌静息压（LESP），且试验组患者的食管远端波波幅、蠕动波持续时间、蠕动波起始速度、远端收缩积分亦均显著增高。

（四）手术疗法

对于常规药物治疗效果欠佳或停药后复发频繁的 GERD 患者，手术治疗也是一种常见的治疗选择，临床上胃食管反流疾病常见的外科手术以腹腔镜胃底折叠术为主。有研究者对行腹腔镜下胃底折叠术的 GERD 患者进行了术后随访，结果显示手术治疗对于合并或不合并精神症状的 GERD 患者的反流症状均有改善效果；合并精神症状的 GERD 患者，其焦虑或抑郁的心理评分较术前明显降低，提示其精神心理因素也得到相应改善。

第五节

健康教育

胃食管反流病的患者同时发生焦虑的概率较健康人高。对于患胃食管反流病的患者，建议同时关注自身的情绪及情绪对疾病的影响。如果发现自己存在焦虑状态，或者察觉到自身胃食管反流相关的症状和情绪相关等，也不过过分担忧，但需正视两种疾病状态可能共存并可能互相影响的情况。建议患者积极寻求医生的帮助，除了常规抗胃食管反流的治疗外，必要时需同时合并抗焦虑等相关治疗；治疗的手段和方式多样，可酌情指定个体化方案。

综上，焦虑是胃食管反流病常见的心理共病之一。胃食管反流病的诊断过程中建议同时注重焦虑的诊断与评估，并在治疗和管理过程中兼顾针对焦虑的治疗。

GERD 共病焦虑的诊治管理流程见图 5 - 1。

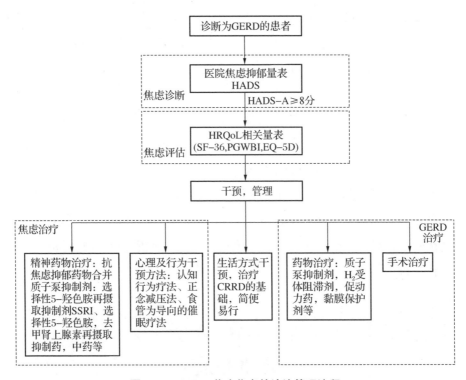

图 5 - 1　GERD 共病焦虑的诊治管理流程

参考文献

[1] Hershcovici T, Fass R. Nonerosive reflux disease (NERD)-an update[J]. Journal of Neurogastroenterology and Motility, 2010, 16(1): 8 - 21.

[2] He M J, Wang Q, Yao D, et al. Association between psychosocial disorders and gastroesophageal reflux disease: A systematic review and meta-analysis[J]. Journal of Neurogastroenterology and Motility, 2022, 28(2): 212 - 221.

[3] Zamani M, Alizadeh-Tabari S, Chan W W, et al. Association between anxiety/depression and gastroesophageal reflux: A systematic review and meta-analysis[J]. The American Journal of Gastroenterology, 2023, 118(12): 2133 - 2143.

[4] Jansson C, Nordenstedt H, Wallander M A, et al. Severe gastro-oesophageal reflux symptoms in relation to anxiety, depression and coping in a population-based study[J]. Alimentary Pharmacology & Therapeutics, 2007, 26 (5): 683 - 691.

[5] Zeng Y J, Cao S, Yang H. The causal role of gastroesophageal reflux disease in anxiety disorders and depression: A bidirectional Mendelian randomization study [J]. Frontiers in Psychiatry, 2023, 14: 1135923.

[6] 马巾茹, 柴红, 宫璇, 等. 胃食管反流病患者合并焦虑、抑郁状态的研究进展[J]. 中国临床医生杂志, 2023, 51(5): 533 - 537.

[7] 欧阳皓, 刘琳娜, 贾淑娟, 等. 老年胃食管反流病的临床特点及对焦虑抑郁的影响[J]. 实用老年医学, 2021, 35(5): 495 - 498.

[8] Broers C, Geeraerts A, Boecxstaens V, et al. The role of serotonin in the control of esophageal sensitivity assessed by multimodal stimulation in health [J]. Neurogastroenterology and Motility, 2021, 33(3): e14057.

[9] Clayton S, Cauble E, Kumar A, et al. Plasma levels of TNF-α, IL-6, IFN-γ, IL-12, IL-17, IL-22, and IL-23 in achalasia, eosinophilic esophagitis (EoE), and gastroesophageal reflux disease (GERD)[J]. BMC Gastroenterology, 2019, 19(1): 28.

[10] You Z H, Perng C L, Hu L Y, et al. Risk of psychiatric disorders following gastroesophageal reflux disease: A nationwide population-based cohort study[J].

European Journal of Internal Medicine, 2015, 26(7): 534 - 539.

[11] Jiang H Y, Zhang X, Yu Z H, et al. Altered gut microbiota profile in patients with generalized anxiety disorder[J]. Journal of Psychiatric Research, 2018, 104: 130 - 136.

[12] Doney E, Cadoret A, Dion-Albert L, et al. Inflammation-driven brain and gut barrier dysfunction in stress and mood disorders[J]. The European Journal of Neuroscience, 2022, 55(9/10): 2851 - 2894.

[13] Milaneschi Y, Kappelmann N, Ye Z, et al. Association of inflammation with depression and anxiety: Evidence for symptom-specificity and potential causality from UK Biobank and NESDA cohorts[J]. Molecular Psychiatry, 2021, 26: 7393 - 7402.

[14] Morais L H, Schreiber H L, Mazmanian S K. The gut microbiota-brain axis in behaviour and brain disorders[J]. Nature Reviews Microbiology, 2021, 19: 241 - 255.

[15] Bruch J D. Intestinal infection associated with future onset of an anxiety disorder: Results of a nationally representative study[J]. Brain, Behavior, and Immunity, 2016, 57: 222 - 226.

[16] Kessing B F, Bredenoord A J, Saleh C M G, et al. Effects of anxiety and depression in patients with gastroesophageal reflux disease [J]. Clinical Gastroenterology and Hepatology: the Official Clinical Practice Journal of the American Gastroenterological Association, 2015, 13(6): 1089 - 1095. e1.

[17] Katzka D A, Pandolfino J E, Kahrilas P J. Phenotypes of gastroesophageal reflux disease: Where Rome, Lyon, and Montreal meet[J]. Clinical Gastroenterology and Hepatology: the Official Clinical Practice Journal of the American Gastroenterological Association, 2020, 18(4): 767 - 776.

[18] Liu Y, Zhou P P, Zhang S X, et al. Association between gastroesophageal reflux disease and depression disorder: A protocol for systematic review and meta-analysis[J]. Medicine, 2020, 99(43): e22696.

[19] Okuyama M, Takaishi O, Nakahara K, et al. Associations among gastroesophageal reflux disease, psychological stress, and sleep disturbances in Japanese adults[J]. Scandinavian Journal of Gastroenterology, 2017, 52(1): 44 - 49.

[20] Kessing B F，Bredenoord A J，Saleh C M G，et al. Effects of anxiety and depression in patients with gastroesophageal reflux disease［J］. Clinical Gastroenterology and Hepatology：the Official Clinical Practice Journal of the American Gastroenterological Association，2015，13(6)：1089-1095. e1.

[21] Maynié-François C，Burtey S. Comparing health-related quality of life in chronic diseases：The importance of analyzing references［J］. Nature Reviews Disease Primers，2019，5：28.

[22] Megari K. Quality of life in chronic disease patients［J］. Health Psychology Research，2013，1(3)：e27.

[23] Yang X J，Jiang H M，Hou X H，et al. Anxiety and depression in patients with gastroesophageal reflux disease and their effect on quality of life［J］. World Journal of Gastroenterology，2015，21(14)：4302-4309.

[24] Ware J，Gandek B. The SF-36 Health Survey：Development and use in mental-health research and the IQOLA project［J］. International Journal of Mental Health，1994，23：49-73.

[25] Ware J E，Kosinski M，Keller S D. How to Score the SF-12 Physical and Mental Health Summary Scales，2nd . Boston，MA：The Health Institute，New England Medical Center，1995

[26] Wenger N K，Mattson M E，Furberg C D，et al. Assessment of quality of life in clinical trials of cardiovascular therapies［J］. Am J Cardiol，1984，54（7）：908-913.

[27] Alwhaibi M. Anxiety and depression and health-related quality of life in adults with gastroesophageal reflux disease：A population-based study［J］. Healthcare，2023，11(19)：2637.

[28] 梁金春，周春贤，邓志明. 氟哌噻吨美利曲辛片联合埃索美拉唑治疗胃食管反流病伴抑郁焦虑女性患者的临床疗效［J］. 广西医学，2018，40(10)：1171-1174.

[29] 程艳梅，王倩影. 疏肝和胃方治疗非糜烂性胃食管反流病疗效观察及对患者焦虑、抑郁状态的影响［J］. 上海中医药杂志，2021，55(4)：63-65.

[30] 孙叙敏，张雅月，尹璐. 柴胡疏肝散合旋覆代赭汤加减治疗伴焦虑、抑郁的胃食管反流病的临床疗效［J］. 中国实验方剂学杂志，2021，27(8)：88-93.

[31] 杜义斌，陈必勤，龙祖宏. 调胃降逆汤联合西药治疗非糜烂性反流病肝胃不和证临床观察[J]. 新中医，2017，49(2)：38-41.

[32] Ness-Jensen E，Hveem K，El-Serag H，et al. Lifestyle intervention in gastroesophageal reflux disease[J]. Clinical Gastroenterology and Hepatology：the Official Clinical Practice Journal of the American Gastroenterological Association，2016，14(2)：175-182. e1-3.

[33] Peñacoba C，González M J，Santos N，et al. Psychosocial predictors of affect in adult patients undergoing orthodontic treatment [J]. European Journal of Orthodontics，2014，36(1)：93-98.

[34] Li X H，Ding F J，Luo P D，et al. Study on the therapeutic effects of drug and cognitive-behavioral therapy on non-erosive reflux disease patients with emotional disorders[J]. Frontiers in Psychiatry，2018，9：115.

[35] Goldberg S B，Knoeppel C，Davidson R J，et al. Does practice quality mediate the relationship between practice time and outcome in mindfulness-based stress reduction？[J]. Journal of Counseling Psychology，2020，67(1)：115-122.

[36] Chandran S，Raman R，Kishor M，et al. The effectiveness of mindfulness meditation in relief of symptoms of depression and quality of life in patients with gastroesophageal reflux disease[J]. Indian Journal of Gastroenterology，2019，38(1)：29-38.

[37] Zhu J J，Guo Y，Liu S，et al. Acupuncture for the treatment of gastro-oesophageal reflux disease：A systematic review and meta-analysis [J]. Acupuncture in Medicine：Journal of the British Medical Acupuncture Society，2017，35(5)：316-323.

[38] 冉亚梅，湛斌，林玲，等. 数字化音乐胃电起搏对难治性胃食管反流病患者临床症状、焦虑抑郁状态和食管动力学的影响[J]. 胃肠病学，2016，21(6)：344-347.

[39] 张玉，吴继敏，胡志伟，等. 腹腔镜胃底折叠术治疗合并焦虑和(或)抑郁的胃食管反流病[J]. 中华普外科手术学杂志(电子版)，2014，8(3)：223-226.

[上海交通大学医学院附属仁济医院消化内科　赵树靓]

第六章

甲亢共病焦虑规范化诊疗

第一节
概　述

甲状腺功能亢进症（hyperthyroidism）指甲状腺腺体持续异常地合成和分泌过多甲状腺激素而引起的内分泌疾病，简称甲亢，全球患病率为 0.2%～1.3%，女性患病率高于男性，高发年龄为 30～60 岁。按照发病部位和病因，甲亢可分为原发性甲亢和中枢性甲亢。原发性甲亢属于甲状腺腺体本身病变，包括自身免疫性甲亢——Graves 病（毒性弥漫性甲状腺肿）、多结节性毒性甲状腺肿、甲状腺自主高功能腺瘤、碘甲亢。而中枢性甲亢又称为垂体性甲亢，是由于垂体促甲状腺激素（thyroid stimulating hormone，TSH）腺瘤分泌过多 TSH 所致甲亢。通过检测 TSH 受体抗体、甲状腺过氧化物酶抗体，以及甲状腺超声和闪烁扫描，可对甲亢进行疾病学诊断。Graves 病是甲亢中最常见的，占所有甲亢的 70%；其次是多结节性毒性甲状腺肿，占甲亢的 16%；其余还有一些少见的甲亢类型，如亚急性肉芽肿性甲状腺炎（3%）和药物（9%）引起的甲亢，后者可由如胺碘酮、酪氨酸激酶抑制剂和免疫检查点抑制剂引发。

按照疾病的严重程度，甲亢又可分为临床甲亢和亚临床甲亢。临床甲亢则会出现较多的检验学改变，包括血清 TSH 降低，总甲状腺素（total tyroxine，TT4）、游离甲状腺素（free tyroxine，FT4）、总三碘甲状腺原氨酸（total triiodothyronine，TT3）、游离三碘甲状腺原氨酸（free triiodothyronine，FT3）升高。亚临床甲亢仅有血清 TSH 降低，而甲状腺激素水平则都处于正常范围内。

焦虑（anxiety）是一种内心紧张不安，担心或者预感到将要发生某种不利情况同时又感到难以应对的不愉快情绪体验。焦虑症是目前全球疾病负担最大的疾病之一，全球范围内，有3%的人饱受焦虑的折磨。然而，并非所有焦虑都是病理的，在日常生活中，焦虑是每个人正常的防御性情绪，它能够激励人们积极行动，追求更高的目标。病理性焦虑(pathological anxiety)又称焦虑症状，指持续的紧张不安、无充分现实依据地感到将要大难临头。其临床特点包括：① 焦虑情绪的产生并无现实根据，或焦虑情绪的严重程度与现实威胁明显不相符合；② 焦虑情绪持久存在，即便客观问题已经解决，焦虑情绪也并无好转；③ 除了明显的情绪外，病理性焦虑常伴随强烈的自主神经系统症状，如心悸、胸闷气促、口干、出汗、肌紧张性震颤、颤抖或面部潮红、苍白等；④ 焦虑情绪并未有积极的促进作用，反而导致明显的精神痛苦和效率降低；⑤无客观依据的灾难化的预感，对预感到的威胁感到异常痛苦害怕，且这种感觉难以控制。

随着当前社会节奏加快，生活及饮食环境改变，医疗保健水平提高，人们对身体及心理健康也越发关注。一大部分甲亢在患者日常体检中便得以检出，还有一部分人在亚临床阶段便通过各类检查发现激素的异常。很多的临床甲亢患者会经历典型的焦虑体验，包括无现实依据的担忧的精神性焦虑，还有躯体性焦虑，主要是一些自主神经功能紊乱的症状，如心慌、出汗、胃肠道功能紊乱等；此外还包括一些焦虑相关症状，如疲劳、注意力不集中和睡眠障碍，这些症状也常见于广泛性焦虑症。即使在不伴有焦虑情绪的甲亢患者中，甲状腺激素过度分泌本身也会引起自主神经功能紊乱，引发如心悸、肠道蠕动过强、睡眠障碍等。甲亢和焦虑症两种疾病部分重叠的临床症状也让人们开始关注焦虑与下丘脑-垂体-甲状腺(hypothalamus-pituitary-thyroid，HPT)轴之间的可能关系。许多聚焦于HPT轴中的各类激素与焦虑间潜在关系的研究，也证明了焦虑和甲状腺激素轴中众多激素之间的联系。

第二节
病因与发病机制

一、甲亢的发病机制

　　甲亢的发病机制因病因不同而有异。甲亢中最常见的 Graves 病为自身免疫性疾病，在高遗传负荷的易感人群（特别是女性）中，环境因素如吸烟、高碘饮食、应激、感染、妊娠等可促进发病，细胞免疫及体液免疫均会参与发病过程。Graves 病的特征性自身抗体是 TSH 受体抗体（TSH receptor antibody，TRAb），TRAb 是一组多克隆抗体，主要包括甲状腺刺激性抗体（thyroid stimulating antibody，TSAb）和甲状腺刺激阻断性抗体（thyroid stimulating blocking antibody，TSBAb），TSAb 是诱发 Graves 病的主要致病抗体，它通过激活 TSH 受体，促进甲状腺合成和分泌过多的甲状腺激素，导致甲亢。其他引发甲亢的疾病还有多结节性毒性甲状腺肿和甲状腺自主高功能腺瘤，二者因结节或腺瘤自主性分泌甲状腺激素增多引起甲亢，其发病可能与体细胞 TSH 受体基因活化性突变有关，部分高功能腺瘤是因 G 蛋白基因的活化性突变导致。还有部分患者因为长期、大量摄碘或使用含碘药物（如胺碘酮），导致具有潜在性甲亢高危的患者发生出现甲亢，这种甲亢也被称为碘甲亢。另外，HPT 轴中上位病变也会引起甲状腺激素分泌异常，如垂体 TSH 腺瘤会分泌过多的 TSH，导致甲状腺增生肿大和甲状腺激素分泌增多，发生甲亢；同理，如果 TRH 分泌出现异常，也会继发性地引起 TSH 分泌过多，导致甲状腺激素分泌过多，导致甲亢。

二、甲亢伴发焦虑的病因与发病机制

当前，人们对疾病的认识已经从单纯的生物医学模式转变为生物-心理-社会医学模型。心身疾病是一组发生发展与心理社会因素密切相关，但以躯体症状表现为主的疾病，常见疾病包括胃食管反流病、肠易激综合征、月经不调等。甲亢作为一种心身疾病，其病因本就是多方面的。心理社会因素在心身疾病的发生与发展过程中起重要作用，而在此后疾病的发展过程中也常常会伴发心理异常，而心理异常又会反作用于心身疾病，导致疾病加重。

（一）甲亢伴发焦虑的生物因素

甲亢的病因多样，而甲状腺激素又作用于几乎全身所有细胞，因此，甲亢伴发焦虑的生物因素也十分复杂。

1. 甲状腺激素对神经的直接或间接作用

甲亢最本质的临床表现即过度的甲状腺激素分泌。在大脑发育过程中，碘缺乏、母体甲状腺功能障碍、新生儿甲状腺畸形以及遗传因素会导致神经系统缺陷。相比未成年时期处于发育状态的大脑，成年人大脑与甲状腺的关系不那么明显，但甲状腺功能仍对成年人大脑有很大的影响。在大脑中，甲状腺激素受体广泛分布在调节认知和情绪的区域。甲状腺疾病可能改变大脑中的甲状腺激素代谢，影响大脑功能，引发精神症状。此外，即便一些患者在神经发育时期未出现临床甲状腺功能异常，但甲亢患者可能在早期较未患甲亢者有异常的甲状腺激素释放模式，影响神经发育，导致精神疾病的易感。

甲状腺激素的分泌受到垂体TSH的调节，而垂体TSH又受到下丘脑TRH的刺激，并受到甲状腺激素的负反馈调节。甲状腺产生两种激素：甲状腺素(T4)和三碘甲状腺原氨酸(T3)，前者通常被视作促激素，后者则作用于靶细胞，调节机体的代谢。体内所有的T4都来源于甲状腺分泌，而只有20％的T3是由甲状腺直接产生，其余部分的 T3 则是在其他组织中经Ⅰ型脱碘酶(D1)和Ⅱ型脱碘蛋白酶(D2)催化,由 T4 分子中脱碘产生,Ⅲ型脱碘酶(D3)则将 T4 转化为无活性的反 T3(rT3),并降解 T3。大脑皮层中也是如此,20％的 T3 直接由甲状腺分泌,其余 80％来自 T4 的转化。

大脑特定区域甲状腺激素稳态的调节是通过脱碘酶和转运蛋白系统的时间和空间调节以及甲状腺激素受体的表达来实现的。甲状腺激素首先必须通过能量依赖性转运机制穿过血脑屏障。大多数 T4 通过包括转甲状腺素(TTR)在内的大型转运蛋白进入大脑,TTR 是一种由胶质丛合成并分泌到脑脊液中的甲状腺激素转运蛋白。在大脑中,脱碘反应在神经胶质细胞中进行,T4 需要通过专门的质膜载体蛋白进入神经胶质细胞,包括有机阴离子转运蛋白多肽 1 (OATP1C1)和单羧酸酶转运蛋白 8(MCT8)。前者优先转运 T4 和 $3'3'5$-三碘甲状腺原氨酸(rT3),后者对 T3 转运更具特异性。在巨细胞中,T4 被 2 型脱碘酶(D2)转化为 T3,而在神经元细胞中被脱碘酶灭活为 rT3。在大脑中,D2 位于神经胶质细胞中,包括星形胶质细胞;D3 位于神经元中。大脑中产生的 T3 以及来自总循环的 T3 通过 MCT8 转运到神经元。进入大脑中的甲状腺激素最终通过核甲状腺激素受体作用于大脑中的细胞。进入大脑的甲状腺激素通过甲状腺激素受体(TR)α 亚型和 β 亚型发挥作用,这两种亚型都在边缘系统中表达。而边缘系统在人体情绪调节中起到重要的作用。

还有研究从另一个角度探究甲状腺激素与焦虑之间的关系。研究采用[131]碘(^{131}I)和左旋甲状腺素(LT4)分别建立了甲状腺功能减退和甲状腺功能亢进的大鼠模型。甲减模型的大鼠在高架迷宫中表现出焦虑样行为的减少。与对照盐水载体给药大鼠相比,甲状腺功能减退大鼠的脑 5-羟色胺(5-HT)水平降低,海马脑源性神经营养因子(BDNF)水平升高。甲亢大鼠表现出更高的焦虑行为、更高的脑 5-HT 水平和更低的海马 BDNF 水平。该研究还证实了抗抑郁药物对甲亢大鼠焦虑治疗的有效性。该研究进一步实验发现，与未经治疗的甲减大鼠相比，甲状腺激素 LT4 治疗会导致甲状腺功能减退大鼠的焦虑行为增加。该研究证实了甲状腺激素与焦虑行为间的正相关性，也提示了 BDNF 在二者关系中起到了重要的作用。

在部分病例中，焦虑症先于甲状腺疾病的发病，这提示除了 HPT 轴改变引发的甲状腺激素分泌改变对精神症状产生影响，焦虑也可以反作用于 HPT 轴，HPT 轴的细微改变会发展为亚临床和/或转型甲状腺疾病。多项研究表明，焦虑症患者中甲状腺功能异常率高于健康群体，这进一步提示甲亢伴发焦虑并不能单纯地定义为躯体疾病伴发的精神障碍，而是二者互为因果。

除了直接作用于大脑细胞，T3 对血清素和去甲肾上腺素都有调节作用，引发神经内分泌异常进而出现焦虑情绪。

有研究发现，TRH 注射可产生明显的焦虑效应，在与焦虑类似的惊恐障碍中 TSH 水平降低，可见 TSH 和 TRH 也与焦虑有着很大的关联。未来有待进一步研究明确，二者是通过对 T3、T4 的调节引发焦虑，还是通过其他的通路直接引发焦虑。

可见，甲状腺激素、脱碘酶、转运蛋白和甲状腺激素受体之间存在复杂的相互作用和影响机制，任何一个环节的改变都可能引发 HPT 轴的异常，进而引发大脑中甲状腺激素的改变，引发精神症状。

2. 肾上腺素能亢进

在焦虑患者中，常见躯体焦虑和自主神经功能紊乱，甲状腺功能亢进症的症状和体征与原发性精神障碍相似。甲状腺功能亢进引起的肾上腺素能系统过度活动可以解释甲状腺功能亢进的临床表现与躁狂或焦虑之间的相似性。研究认为，肾上腺素能亢进是甲状腺功能亢进症精神症状的主要原因。一些焦虑症患者存在与压力相关的下丘脑-垂体-肾上腺（HPA）轴的长期改变。HPA 轴中皮质醇分泌的异常会对 HPT 轴产生影响，皮质醇升高通过抑制 D2 导致大脑中 T3 下降的减少。而 T3 也会反作用于 HPA 轴，引发焦虑情绪。有研究表明，单独使用 β-肾上腺素能拮抗剂治疗可以迅速缓解许多症状，包括精神症状，即使甲状腺功能亢进症没有恢复。这提供了证据表明肾上腺素能系统的过度活动在很大程度上是甲状腺功能亢进的精神症状的原因。

3. 感觉敏感性增加

感觉通常指人对身体生理状况的感知，即与身体产生的传入生理信息相关的意识、情绪过程和行为。人体感知刺激的生理机制有两种：本体感受和内脏感受，感知的内容包括心率、呼吸、血压、胃肠或泌尿、生殖活动等。机体感知与情绪形成相关的观点可以追溯到 19 世纪的"詹姆斯-兰格（James-Lange）"情绪理论，尽管在此后的一百多年间，关于情绪产生的理论经历了一轮又一轮的创新，但此观点也并未全然被推翻。根据该理论，情绪源于生理反应，机体根据本体传入的感觉信息，结合对特定情况下的感知和行为，产生特定的情绪反应。根据这一理论，感觉的敏感性对情绪的产生尤为重要。感觉敏感性在焦虑状态、焦虑易感性和焦虑障碍的病因和维持中起着关键作用，尤其是对心跳的感觉敏感性，在焦虑和焦虑症的发病机制中起着尤为关键的作用。甲亢患者基础代谢率增高、心跳速度加快，是甲亢的临床表现之一，这可能是其甲亢伴发焦虑的原因之一。此外，焦虑患者通常较多关注自己的身体情况，这也一定程度上增加了拥有此类情绪特质者临床或亚临床状态甲亢的检出率。

4. 自身免疫改变

Graves 病是引发甲亢最常见病因，也是一种自身免疫性疾病。研究发现，压力和应激源可能诱发神经免疫的改变，引发精神症状，也有也就证实了一些焦虑症患者中会出现自身免疫改变，如 Th1/

Th2 免疫平衡的改变。由于免疫系统的复杂性以及免疫机制之间千丝万缕的联系，Graves病的免疫改变可能会导致易感患者出现神经免疫改变，导致如焦虑的精神症状。

（二）甲亢伴发焦虑的社会心理因素

精神障碍与甲状腺疾病合并发病率高。压力源是甲亢的危险因素之一，而由于 T3 对血清素和去甲肾上腺素的调节作用，甲亢患者常会出现神经内分泌异常进而出现焦虑情绪，而焦虑情绪又会带来压力，进而导致甲状腺功能异常的加重，形成恶性循环。在许多情况下，即使经过规范治疗后，甲状腺功能恢复正常，部分患者的精神症状会随之改善，但也有部分患者精神症状并不会随之消失，而会持续存在。因此，基于生物-心理-社会医学模式的综合治疗对治疗甲亢本身及其伴发的精神障碍至关重要。

包括情绪压力在内的社会心理因素与甲状腺疾病中最常见的 Graves 病的发作有关。另一方面，甲状腺毒症本身会引起心理障碍和行为变化，如焦虑和抑郁，这可能会对生活事件产生影响。因此，一些有压力的生活事件可能是疾病发展的后果，而不是诱因。

许多研究表明，情绪应激会影响甲亢的临床进程。长期处于压力环境下的人较处于舒适环境者更容易罹患包括甲亢在内的甲状腺疾病，而甲亢引发的内分泌紊乱又会加剧焦虑症状，包括直接影响焦虑相关的神经内分泌，还有因内分泌紊乱导致的躯体不适引发的继发于躯体不适的焦虑，而长期处于压力环境本身也是焦虑的危险因素。一方面，压力环境是焦虑的危险因素，而焦虑情绪产生又会降低人们对压力环境的耐受性，导致甲亢恶化甚至复发，甲亢的恶化又会加重躯体及精神焦虑，形成恶性循环。

第三节
临床表现

一、典型的甲亢表现及焦虑表现

甲亢患者的临床表现多可归因于血液循环中甲状腺激素过多，其严重程度与病史长短、激素升高的程度及年龄等因素相关。甲亢伴发的精神症状亦然。抑郁和焦虑是甲状腺功能亢进患者中最常见的精神症状。与甲状腺功能正常的群体相比，甲状腺功能亢进患者的焦虑发病率高。伴发焦虑的甲状腺功能亢进患者通常会有典型的甲亢症状，包括由于甲状腺激素分泌过多导致的机体代谢亢进和交感神经兴奋，进而引起心悸、出汗、进食和便次增多以及体重减少。由于交感神经兴奋性增高，甲亢患者常会出现失眠，而心悸、消化系统功能紊乱以及植物神经系统功能异常也与焦虑症患者的常见症状重叠。焦虑症患者的情绪主要分为精神性焦虑和躯体性焦虑，最多见者为精神性焦虑。而在甲状腺亢进患者中，伴发焦虑者通常表现为典型的甲亢症状合并躯体焦虑症状，这些表现主要是由于甲状腺激素水平异常引发的躯体功能异常。

二、其他表现

（1）高代谢症群症状：甲亢患者常出现怕热、多汗、皮肤湿热、乏力、进食增加而体重减轻，部分患者可有发热等表现。在伴发焦虑的甲亢患者中，由于焦虑也可出现心率加快、出汗、体温升高等症状，导致代谢加速，故高代谢症状会较不伴焦虑者更加严重。

（2）心血管系统症状：甲亢患者以高动力循环为特征，其心律失常多为快速型心律失常，收缩压升高而舒张压下降、脉压增大。而伴发焦虑者由于对躯体情况担忧以及感觉过敏，心悸、胸闷等症状的体验可较无焦虑者更加严重。

（3）消化系统症状：甲亢引发的胃肠道异常为消化道功能亢进、肠道蠕动紊乱，伴发焦虑者更可能出现脑-肠轴功能异常，出现肠易激综合征。

（4）生殖系统症状：伴发焦虑者可能出现性功能障碍，如男性阳痿，女性月经不调、乳腺增生等。

（5）其他症状：伴发焦虑的甲亢患者在肌肉骨骼系统、血液系统的表现与不伴焦虑者差别不大，但甲亢伴发焦虑者由于高代谢以及胃肠道功能紊乱，会较不伴焦虑者能量消耗更大、体重下降更多。

第四节
评估和诊断

根据等级诊断原则，甲亢伴发焦虑者首先需要符合甲亢的诊断标准。甲亢的诊断主要包括：①高代谢症状和体征；②甲状腺肿大；③血清甲状腺激素水平增高、TSH 减低。具备以上三项时诊断即可成立，其中 HPT 轴中激素的实验室检查异常为最重要的诊断标准。应当注意的是：淡漠型甲亢的高代谢症状不明显，仅表现为明显消瘦或心房颤动，尤其在老年病人；少数病人无甲状腺肿大；T3 型甲亢仅有血清 TT3 增高，T4 型甲亢仅有血清 TT4 增高。在甲亢诊断明确的基础上，患者出现继发的精神或躯体性焦虑症状，并且症状的严重程度和出现时间与原发疾病（即甲亢）相对一致。需要特别注意的是：甲亢共病焦虑症，二者共病时，即便经过治疗，甲亢好转，焦虑的症状及严重程度不会有较大的变化，或焦虑严重程度与甲亢波动不相关联。

甲亢伴发焦虑的诊断要点：① 明确的甲亢诊断；② 运动性紧张（坐卧不宁、紧张性头痛、颤抖、无法放松）；③ 自主神经活动亢进（出汗、心动过速或呼吸急促、上腹不适、头晕、口干等）；④ 精神性焦虑：对生活中发生的事情表现出过度的担忧；⑤ 其他症状：包括疲劳、注意力不集中和睡眠障碍等，常见于广泛性焦虑症的症状。

甲亢与焦虑症状的出现具有时间上的相关性，甲亢可先于或与焦虑同时出现。通常焦虑的严重程度与甲亢的严重程度呈正相关性，随着甲亢的好转，焦虑也会随之好转。

甲亢伴发焦虑主要需要跟甲亢与焦虑症共病鉴别。焦虑症患者通常并非急性起病而是有性格基础，且有长期的焦虑情绪及其他临床症状如易疲劳、睡眠障碍等。甲亢伴发焦虑者在躯体疾病发生之前通常不具有这些症状，而是在甲状腺功能出现异常后方才出现，或者有的患者在甲亢出现前即可有此类症状，但是甲亢出现后此类症状出现了明显的加重且随甲亢病情波动，也可考虑为甲亢伴发焦虑。

甲亢伴发焦虑症状严重程度的评估与焦虑症相似，主要根据患者临床表现的严重程度以及对日常生活及社会功能影响的严重程度，客观评估工具包括各种量表，常用的焦虑评估量表如汉密尔顿焦虑量表、焦虑自评量表；多数甲亢患者会出现睡眠障碍，因此如匹兹堡睡眠量表、睡眠检测等睡眠评估量表也可反映甲亢伴发焦虑的严重程度。

第五节

治　疗

　　和所有躯体疾病所致精神障碍的治疗原则一样，甲状腺功能亢进伴发的焦虑首先需要对原发病进行治疗，恢复甲状腺功能正常。大多数精神症状，通常在甲状腺功能正常恢复后就会消失。目前甲状腺功能亢进症主要包括药物治疗、^{131}I放射治疗和手术治疗，其中抗甲状腺药物治疗为国内最普遍的治疗方案。除了原发病的治疗，伴发焦虑的甲亢患者还可有其他方式改善焦虑，伴发焦虑的改善有助于躯体疾病甲亢的康复。

　　1. 抗焦虑药物

　　单胺类假说将精神障碍与单胺类神经递质的活性联系起来。这些物质在病理生理学领域得到了广泛的研究，促进了新药物的开发，包括选择性血清素再摄取抑制剂（SSRI）、选择性血清素去甲肾上腺素再摄取抑制剂等。这些药物对抑郁症和焦虑症有效，同样也可改善甲亢伴发焦虑者的症状。此外，由于甲状腺功能异常，甲亢患者本身即会出现神经内分泌紊乱。

　　目前临床上常使用SSRI类药物改善焦虑，SSRI类药物改变大脑中5-HT水平，改善焦虑症状，这类药物通常不会作用于HPT轴中的激素，也不会与抗甲状腺激素的药物相互作用，但其起效时间较长，通常需要加至足量后维持一段时间，焦虑症状才会有较明显的改善。另一类常用的抗焦虑药物为苯二氮䓬类，此类药物可以较快地缓解焦虑症状，对精神性焦虑以及伴发的自主神经症状都有较好的作用，但此类药物长期使用可能出现耐受甚至有成瘾风险，因此不宜长期使用。但与单纯的焦虑症不同，甲亢伴发的焦虑通常会随着甲状腺功能的好转而改善，因此对于因甲亢引起的焦虑缓解也可选择苯二氮䓬类药物进行短期的对症处理。此外，苯二氮䓬类药物作为镇静催眠类药物，也可改善甲亢及其伴发焦虑引起的失眠、心悸、高代谢等不适。其他常用的抗焦虑药物还有坦度螺酮、丁螺环酮等，这些药物对于甲亢伴发的焦虑均有一定程度的改善。

β-肾上腺素能受体阻滞剂：甲亢患者常会出现快速型心律失常，患者会因此感到心悸，如若伴发焦虑，很可能加重患者的焦虑。β-肾上腺素能受体阻滞剂可以降低心率，改善心悸，进而改善焦虑。此外，甲亢伴发焦虑者可能存在肾上腺素功能抗击，β-肾上腺素能受体阻滞剂直接作用于 HPA 轴，改善焦虑。

2. 心理治疗

认知行为治疗常用于广泛性焦虑障碍的治疗，对甲亢所致焦虑也有改善作用。认知行为治疗可以帮助患者改变不良认知并进行认知重建。作为心身疾病，应激源本身也是甲亢的诱发因素之一，心理治疗不仅能改善甲亢伴发的焦虑，对于甲亢本身的康复也有益处。

3. 其他治疗

松弛训练、呼吸控制训练、正念、冥想、规律的作息以及健康的生活方式等，都可以改善焦虑症状，也有益于躯体疾病甲亢的康复。

第六节

健康教育

甲亢是一种常见的可防、可治的内分泌疾病，患者对治疗要有信心。治疗期间，务必遵医嘱用药，定期复查。甲亢患者在治疗初期应适当卧床休息，避免过度劳累，避免精神紧张和注意力过度集中，不应从事体力劳动，症状控制后可选择轻体力工作，同时注意劳逸结合。

饮食大方针：低盐、高热量、高蛋白、高维生素，尤其是以维生素 B 族食物为主，多吃蔬菜水果。避免饮用酒精类饮料。在用抗甲状腺肿药物的同时，慎用天然致甲状腺肿食物，如卷心菜、花椰菜、橄榄菜、大头菜等。禁忌含碘食物，如海带、紫菜、含碘盐等。

甲亢患者如果伴发较为明显的焦虑症状，建议首先寻求专业性评估和帮助；其次进行自我调适，如保持良好的生活习惯、学会一些放松技巧、寻求支持、培养积极的心态、设定目标和制定计划、练习问题解决技巧、注意自我照顾等，通过这些自我调适可以有效减少焦虑、提升个体的心理健康水平。

参 考 文 献

[1] Wiersinga W M, Poppe K G, Effraimidis G. Hyperthyroidism: Aetiology, pathogenesis, diagnosis, management, complications, and prognosis [J]. The Lancet Diabetes & Endocrinology, 2023, 11(4): 282 - 298.

[2] 葛均波, 徐永健, 王辰. 内科学[M]. 9 版. 北京: 人民卫生出版社, 2018.

[3] 中华医学会, 中华医学会杂志社, 中华医学会全科医学分会, 等. 甲状腺功能亢进症基层诊疗指南(2019 年)[J]. 中华全科医师杂志, 2019, 18(12): 1118 - 1128.

[4] Fischer S. The hypothalamus in anxiety disorders [J]. Handbook of Clinical Neurology, 2021, 180: 149 - 160.

[5] 中华医学会, 中华医学会杂志社, 中华医学会全科医学分会, 等. 广泛性焦虑障碍基层诊疗指南(2021 年)[J]. 中华全科医师杂志, 2021, 20(12): 1232 - 1241.

[6] De Leo S, Lee S Y, Braverman L E. Hyperthyroidism[J]. The Lancet, 2016, 388 (10047): 906 - 918.

[7] Fischer S, Ehlert U. Hypothalamic-pituitary-thyroid (HPT) axis functioning in

anxiety disorders. A systematic review[J]. Depression and Anxiety, 2018, 35(1): 98 – 110.

[8] Bunevicius R, Prange A J Jr. Thyroid disease and mental disorders: Cause and effect or only comorbidity? [J]. Current Opinion in Psychiatry, 2010, 23(4): 363 – 368.

[9] Buras A, Battle L, Landers E, et al. Thyroid hormones regulate anxiety in the male mouse[J]. Hormones and Behavior, 2014, 65(2): 88 – 96.

[10] Yu D F, Zhou H, Yang Y, et al. The bidirectional effects of hypothyroidism and hyperthyroidism on anxiety- and depression-like behaviors in rats[J]. Hormones and Behavior, 2015, 69: 106 – 115.

[11] Fukao A, Takamatsu J, Arishima T, et al. Graves' disease and mental disorders [J]. Journal of Clinical & Translational Endocrinology, 2019, 19: 100207.

[12] Trzepacz P T, McCue M, Klein I, et al. Psychiatric and neuropsychological response to propranolol in Graves' disease[J]. Biological Psychiatry, 1988, 23 (7): 678 – 688.

[13] Domschke K, Stevens S, Pfleiderer B, et al. Interoceptive sensitivity in anxiety and anxiety disorders: An overview and integration of neurobiological findings[J]. Clinical Psychology Review, 2010, 30(1): 1 – 11.

[14] Biltz R G, Sawicki C M, Sheridan J F, et al. The neuroimmunology of social-stress-induced sensitization[J]. Nature Immunology, 2022, 23(11): 1527 – 1535.

[15] Bower J E, Kuhlman K R. Psychoneuroimmunology: An introduction to immune-to-brain communication and its implications for clinical psychology[J]. Annual Review of Clinical Psychology, 2023, 19: 331 – 359.

[16] Chan K L, Poller W C, Swirski F K, et al. Central regulation of stress-evoked peripheral immune responses[J]. Nature Reviews Neuroscience, 2023, 24(10): 591 – 604.

[17] Winsa B, Adami H O, Bergström R, et al. Stressful life events and Graves' disease[J]. Lancet, 1991, 338(8781): 1475 – 1479.

[18] Fukao A, Takamatsu J, Murakami Y, et al. The relationship of psychological factors to the prognosis of hyperthyroidism in antithyroid drug-treated patients with Graves' disease[J]. Clinical Endocrinology, 2003, 58(5): 550 – 555.

[19] Vita R，Lapa D，Trimarchi F，et al. Stress triggers the onset and the recurrences of hyperthyroidism in patients with Graves' disease[J]. Endocrine，2015，48(1)：254 - 263.

[20] Voth H M，Holman P S，Katz J B，et al. Thyroid "hot spots"：Their relationship to life stress[J]. Psychosomatic Medicine，1970，32(6)：561 - 568.

[21] Yoshiuchi K，Kumano H，Nomura S，et al. Psychosocial factors influencing the short-term outcome of antithyroid drug therapy in Graves' disease [J]. Psychosomatic Medicine，1998，60(5)：592 - 596.

[22] Demet M M，Ozmen B，Deveci A，et al. Depression and anxiety in hyperthyroidism[J]. Archives of Medical Research，2002，33(6)：552 - 556.

[23] 中华医学会内分泌学分会，中国医师协会内分泌代谢科医师分会，中华医学会核医学分会，等. 中国甲状腺功能亢进症和其他原因所致甲状腺毒症诊治指南[J]. 国际内分泌代谢杂志，2022，42(5)：401 - 450.

[24] 陆林，马辛. 精神病学[M]. 3 版. 北京：人民卫生出版社，2020.

[25] Hirschfeld R M. History and evolution of the monoamine hypothesis of depression [J]. The Journal of Clinical Psychiatry，2000，61(Suppl 6)：4 - 6.

［苏州市广济医院精神科　**杨濡嫦　杜向东**］

第七章

干燥综合征共病焦虑规范诊疗

第一节
概　述

干燥综合征是一种以侵犯泪腺、唾液腺等外分泌腺为主的慢性自身免疫性疾病，主要表现为角膜干燥，结膜炎，口腔干燥症并可累及其他系统如呼吸系统、消化系统、泌尿系统、血液系统、神经系统以及肌肉、关节等造成多系统、多器官受损。本病可以单独存在为原发性干燥综合征，亦可继发于类风湿性关节炎、系统性硬皮病、系统性红斑狼疮等其他自身免疫病者为继发性干燥综合征。其病理机制主要是由于自身免疫的过度应答反应，造成外分泌腺体大量淋巴细胞、浆细胞浸润，使腺体细胞破坏，功能丧失，从而出现一系列临床症状与表现。干燥综合征是一个全球性疾病，90％以上的患者为女性，发病年龄大多为 40～60 岁的中老年，小儿较少。国内经对万余人群的调查发现，该病患病率为 0.33％～0.77％。

焦虑障碍是一种以广泛和持续性焦虑或反复发作的惊恐不安为特征的神经症。它通常伴有明显的自主神经紊乱、肌肉紧张和运动性不安。在精神上，焦虑障碍可表现为焦虑、过度担心、提心吊胆、惶恐不安、警觉性增高、恐惧、注意力难以集中、入睡困难、易醒、易激惹等；在躯体上，可表现为过度换气、昏厥、感觉异常、手足搐搦、肌肉酸痛、肢体僵硬、颤抖、自主神经活动增强；还可能出现其他躯体症状，如胸骨压榨感等。除此之外，还可能出现抑郁、强迫、恐惧、惊恐发作、人格解体等症状。

临床实践中，干燥综合征共病焦虑障碍的情况较为多见，干燥综合征共病焦虑的发生率较其他疾病显著增高。在中国人群的研究发现，33.8%的干燥综合征患者患有焦虑症。干燥综合征的女性患焦虑症的风险显著增高。研究提示干燥综合征患者共病焦虑的诱发因素多样，包括机体自身的免疫机制与外界因素等，但目前机制还未完全明确。临床表现多与单病患者相似，但两种疾病的症状可能相互影响从而导致不适感加重。针对此类患者的治疗，需要兼顾干燥综合征及焦虑障碍。值得注意的是，治疗干燥综合征的药物可能会引起或加重焦虑，因此选择药物时要谨慎。干燥综合征共病焦虑时，患者不需要达到焦虑障碍的诊断标准，可在患者处于焦虑状态时即开始行抗焦虑处理，以改善患者症状，提高生活质量。

第二节

发病机制

干燥综合征患者有明显的对内敌意和焦虑、抑郁、偏执、强迫等严重的精神症状。其存在并非偶然，干燥综合征的发病和精神症状的出现之间可能存在着某种必然的联系。这种联系除包括如性别、年龄、社会关系、一些躯体症状（如口眼干燥、疲乏、肌肉关节疼痛等）导致的心理反应等心理及社会因素外，还包括神经内分泌、免疫等因素。

一、社会心理因素

总体来说，干燥综合征病程较长，需要长期服药，因此漫长的治疗周期、沉重的经济负担、不显著的疗效都会使得患者产生厌倦疲惫的心理，进而散漫、消极对待躯体疾病，甚至不遵医嘱服药，导致疾病进展，疼痛反复，进一步加重了患者的消极情绪，尤其是中老年患者，如此形成恶性循环，造成焦虑。另外患者过度关注自身疾病，同时对专业医学知识认知有限，从而进一步加重焦虑紧张的情绪。除此之外，家庭以及社会压力也会加重焦虑情绪。

二、干燥综合征本身疾病症状的影响

干燥综合征通常伴有口眼干燥以及关节痛、关节炎，因此患者除疼痛外还会有眼异物感、吞咽困难、龋齿、腮腺肿大、全身乏力等症状，少数表现为结节红斑，紫癜，口腔溃疡等，且干燥综合征患者睡眠质量的降低和睡眠效率的下降会导致夜间不适，以致白天疲乏。女性患者由于前庭大腺萎缩，分泌液体减少，导致女性外生殖器、阴道黏膜干燥，部分患者性生活时甚至产生疼痛等不适感，导致干燥综合征患者性欲减退，更有甚者无法进行正常性行为，影响夫妻生活，加重患者的心理负担，进而出现焦虑抑郁等不良情绪。流行病学研究发现，患有干燥综合征的患者多为40岁以上处于围绝经期的女性，其本身激素水平波动大，治疗过程中使用激素或免疫抑制剂进一步打乱原有的激素水平，使月经周期紊乱，也会导致肥胖等体型改变，促发焦虑的产生。

三、机体免疫激活及细胞因子的释放

原发性干燥综合征的发病机制涉及细胞凋亡异常、淋巴细胞功能异常、细胞因子表达异常等多个方面。这些细胞因子或作为炎症介质，或直接损伤组织，在整个疾病的发生、发展中起到了相当重要的作用。干燥综合征患者被发现存在如肿瘤坏死因子-α(TNF-α)、白介素-6(IL-6)、白介素-17(IL-17)、干扰素等炎症性细胞因子的过度表达。干燥综合征患者发病的重要因素包括先天性及适应性免疫反应过度，突出的免疫学改变主要表现为抗SSA抗体、抗SSB抗体阳性，ANA、RF阳性，免疫球蛋白及ESR升高。另外，焦虑患者也普遍存在机体免疫激活及细胞因子的释放，研究示中枢神经系统促炎性细胞因子如IL-6、TNF-α等的增多和抗炎性细胞因子IL-10

等的减少可能导致焦虑发生。

四、 神经内分泌和神经生化的转变与免疫紊乱的相互作用引起或加重焦虑

免疫系统的激活，使细胞因子产生，可能通过影响中枢神经系统的各个方面引起或加重焦虑障碍。下丘脑-垂体-肾上腺轴（HPA轴）是神经内分泌系统的重要部分，参与控制应激的反应，并调节如心理和免疫的身体活动。HPA轴的紊乱，特别是节律异常，涉及焦虑的病理生理。HPA轴的紊乱可能通过不正常的皮质醇分解速度、糖皮质激素抵抗及负反馈调节缺陷等参与自身免疫性疾病的发生、发展。干燥综合征患者被发现躯体存在HPA轴的低反应，同时垂体和肾上腺对外源性CRH的反应低下。一方面，有研究提示促炎性细胞因子可能通过激活HPA轴、损伤其受体、抑制该轴的负反馈等方式干扰神经内分泌的作用来导致或加重焦虑，另一方面，有证据提示下丘脑-垂体-肾上腺轴的功能异常，可能导致IL-1、IL-6等促炎性细胞因子分泌失控，从而导致或加剧免疫系统的紊乱。

细胞因子引起或加重焦虑的神经生化机制可能是基于5-HT信号通路，它们分别由不同的受体亚型介导。其中5-HT1A受体功能低下时会出现焦虑。有研究发现，促炎性细胞因子激活的吲哚胺2,3-双氧酶（IDO），使5-HT合成减少、消耗增加，导致5-HT1A受体无法发挥应有的抗焦虑和抑郁作用，最终出现焦虑样表现。

干燥综合征患者持续的促炎性细胞因子的升高，不仅可以通过影响神经内分泌系统加重免疫紊乱从而加剧焦虑情绪，也可以引起神经生化的转变，使机体原本的抗焦虑作用减弱。

五、 神经系统受损

干燥综合征患者可有中枢神经系统的损害。干燥综合征患者脑脊液中IgG增高、免疫球蛋白单克隆带阳性，淋巴细胞略增多。随

着年龄增长，神经突触减少，活性氧增加及自身免疫和免疫炎性过程改变使得神经发生退行性改变，这些改变与焦虑的发生均也有一定联系。脑内炎症途径的激活减少了神经营养支持，改变了谷氨酸释放/再摄取，导致兴奋性毒性和神经胶质元件的丧失。焦虑的发病机制也涉及 γ-氨基丁酸与谷氨酸的神经递质传递失衡，导致内侧前额叶、海马体对于杏仁核的调控受损，以致杏仁核神经元过度兴奋，引发个体的焦虑表现。干燥综合征可引发神经系统改变，神经系统的受损也可能引发焦虑障碍。

第三节
临床表现

　　焦虑障碍通常具有紧张、担忧和畏惧的内心体验，回避的行为反应和认知、言语和运动功能受损及各种生理反应特点。与焦虑状态的区别在于：焦虑障碍的担忧是明确过度的、普遍且难以控制的，且伴有明显的痛苦和社会功能损害。

　　干燥综合征共病焦虑的患者除具有焦虑障碍本身的疾病特点外，还具有一些其他特征：疼痛、疲乏症状更重，年龄越小、有皮肤干燥症状的患者更易产生焦虑。另外，存在乏力、失眠、多梦、肢体沉重、脱发等症状的干燥综合征患者共病焦虑的风险也更高。同样，伴发焦虑的患者可能表现出的干燥综合征症状数量也更多，且程度更重。如对眼干、口干的症状更为敏感，对干燥程度过分关注；且焦虑状态本身也会影响体液分泌，导致干燥症状的加重。干燥综合征患者的神经心理问题不仅仅表现为焦虑情绪，还会合并抑郁情绪、认知功能障碍等。患者可能存在工作记忆能力、词汇记忆能力的减退以及注意力不能集中。

第四节

评估和诊断

一、原发性干燥综合征诊断标准

目前常用的干燥综合征分类标准包括：2002 年修订的干燥综合征国际分类标准（AECG 标准）、2012 年干燥综合征国际临床合作联盟分类标准（SICCA 标准）和 2016 年 ACR/EULAR pSS 分类标准。2016 年 ACR/EULAR 分类标准的敏感性和特异性均较高，易于操作，目前在临床应用中较为广泛。该标准为：适用于任何满足入选标准并除外排除标准者且下列 5 项评分总和≥4 分者，诊断为干燥综合征。①唇腺灶性淋巴细胞浸润，并且灶性指数≥1 个灶/4 mm²（应由擅长灶性淋巴细胞浸润和灶性指数计数的病理学家依照 Daniels 等的方案进行评分），3 分。②血清抗 SSA/Ro 抗体阳性，3 分。③至少单眼 OSS 染色评分≥5 或 van Bijsterveld 评分≥4，1 分。④至少单眼 Schirmer 试验≤5 mm/5 min，1 分。⑤未刺激的全唾液流率≤0.1 ml/min（Navazesh 和 Kumar 测定方法），1 分。常规使用抗胆碱能药物的患者应充分停药后再进行上述第③④⑤项评估口眼干燥的客观检查。

入选标准：至少有眼干或口干症状其一的患者，即下列至少一项阳性：① 每日感到不能忍受的眼干，持续 3 个月以上；② 眼中反复沙砾感；③ 每日需用人工泪液 3 次或 3 次以上；④ 每日感到口干，持续 3 个月以上；⑤ 吞咽干性食物时需频繁饮水帮助。或在 EULAR 干燥综合征患者疾病活动度指标（ESSDAI）问卷中至少一个系统阳性的可疑干燥综合征患者。

排除标准：下列疾病因为可能有重叠的临床表现或干扰诊断试

验结果，其患者应予以排除：① 头颈部放疗史；② 活动性丙型肝炎病毒感染（由 PCR 确认）；③ AIDS；④ 结节病；⑤ 淀粉样变性；⑥ 移植物抗宿主病；⑦ IgG4 相关性疾病。

二、焦虑障碍诊断标准

（1）持续 6 个月以上的慢性焦虑，没有固定内容的过分的担心和紧张不安。

（2）个体难以控制的担心。

（3）这种焦虑与担心与下列 6 种症状中的至少 3 种有关（儿童只需要 1 项）：① 坐立不安或感到激动或紧张；② 容易疲倦；③ 注意力难以集中或头脑一片空白；④ 易怒；⑤ 肌肉紧张；⑥ 睡眠障碍：难以入睡或保持睡眠状态，或休息不充分、质量不满意的睡眠。

（4）给患者带来明显的痛苦和功能损害。

（5）且这些症状并非继发于其他躯体疾病或归因于某种物质。

（6）这种障碍不能用其他精神障碍更好地解释。

三、干燥综合征共病焦虑初查和识别

询问病史时，除干燥综合征常见的临床表现，如口眼干燥、肌肉关节疼痛、皮疹外，还要着重询问患者的睡眠、食欲、体重、心境、快感、乏力等问题。另外，询问过程中要注意患者的肢体动作、交谈语气和面部表情，如是否存在手足无措、言语急促、语无伦次、肢体颤抖、愁眉苦脸、思绪混乱等，因为部分患者虽然口述不适时对焦虑的症状予以回避，但通过交流过程中的观察可以发现患者否认但实际存在的症状。因此，医生应具备良好的观察能力，以尽量避免干燥综合征共病焦虑时被漏诊或误诊。

四、量表和问卷

精神症状量表的使用主要是帮助医生和患者识别是否存在焦虑症状的辅助诊断，并非诊断工具。常用的评定量表分自评和他评，其中自评量表包括焦虑自评量表（self-rating anxiety scale，SAS）、医院用焦虑量表（hospital anxiety scale，HAS）、广泛性焦虑障碍7项量表（generalized anxiety disorder 7，GAD-7）。GAD-7是一个简短的自我评估工具，常用于筛查广泛性焦虑障碍。患者回答7个问题，每个问题都与常见的焦虑症状相关。他评量表包括汉密尔顿焦虑量表（Hamilton anxiety scale，HAMA）等。问卷包括焦虑状态-特质问卷（State-Trait anxiety inventory，STAI）。这个问卷分为两个部分：一部分评估患者当前的焦虑状态，另一部分评估他们的特质焦虑（即长期或持久的焦虑水平）。此外，还有康奈尔医学指数（Cornell medical index，CMI）。CMI是一种包括焦虑在内的多个生理和心理健康因素的综合评估工具。需要注意，量表的评分仅仅反映患者的临床症状严重程度，疾病诊断仍需要参照有关诊断标准。

五、焦虑状态和焦虑障碍

临床上诊断焦虑障碍有严格的诊断标准，而干燥综合征共病焦虑往往没有达到焦虑障碍的诊断标准，但是患者处于一定程度的焦虑状态，所以在诊断焦虑状态时，持续时间不一定需长达6个月以上，患者可以有明确固定内容的担心和紧张，但不一定出现明显的功能障碍和躯体表现如心悸、出汗等，或者即使有这些症状，但持续时间较短、可以自行缓解。在诊断焦虑时，医生应针对患者的不同情况，根据常规焦虑障碍的诊断标准，个体化考虑患者是否应被诊断为干燥综合征共病焦虑障碍。

第五节

治　疗

一、治疗目标

（一）干燥综合征的治疗目标

缓解症状，终止或抑制体内发生的免疫异常反应，保护外分泌腺和脏器的功能。

（二）焦虑的治疗目标

（1）减轻患者的焦虑症状，包括过度担忧、紧张、不安和身体症状（如肌肉紧张、头痛等）。

（2）药物管理：对于一些患者，药物可能是治疗的必要手段，通过药物来调节神经化学平衡，但减轻过度焦虑的同时也要注意药物副反应。

（3）提高自我意识：通过心理治疗等方式，帮助患者更好地了解自己的情绪、思维和行为，以促进个体成长和自我认知。

（4）改善睡眠：广泛性焦虑通常与睡眠问题同时存在，改善患者的睡眠质量可促进焦虑的缓解。

（5）提高应对能力：帮助患者建立和开发更健康、更有效的应对策略，以面对生活中的压力和挑战。

（6）改善生活质量：帮助患者重新参与社交、职业和家庭活动，以及恢复对日常生活的兴趣和参与度。

（7）预防复发：确保患者学会并能够使用长期维持心理健康的技能，以减少焦虑症状的复发风险。

二、药物治疗

（1）选择性 5-羟色胺再摄取抑制剂（SSRIs）：是焦虑的一线治疗药物，常用药物包括西酞普兰（Sertraline）、氟西汀（Fluoxetine）、帕罗西汀（Paroxetine）、艾司西酞普兰（Escitalopram）。帕罗西汀常用于焦虑抑郁症及其他疾病相关的焦虑抑郁障碍的治疗。研究显示，在原发病治疗及心理治疗的基础上加用帕罗西汀，对治疗干燥综合征相关的焦虑抑郁障碍有较好的疗效，而且起效较快，多在治疗 4 周左右起效。

（2）选择性去甲肾上腺素再摄取抑制剂（SNRIs）：是焦虑的一线治疗药物，常用药物包括度洛西汀（Duloxetine）、文拉法辛（Venlafaxine）。文拉法辛缓释剂和度洛西汀的抗焦虑疗效已被证实，每日用药一次，文拉法辛推荐起始剂量为 75 mg/d；度洛西汀推荐起始剂量为 60 mg/d。

（3）苯二氮䓬类药物：该类药物已被广泛运用，包括地西泮（Diazepam）、氯硝安定（Clonazcpaın）、阿普唑仑（Alprazolam），部分患者有依赖和撤药反应问题，对改善焦虑障碍的躯体症状比认知障碍更有效。

（4）坦度螺酮和丁螺环酮：通过激动 5-HT$_{1A}$ 受体发挥抗焦虑作用，耐受性好，与苯二氮䓬类药物相比起效时间较长。

（5）其他药物：普萘洛尔在有明显心悸的患者中加用可能有效。

（6）治疗干燥综合征可能导致焦虑的药物：

① 类固醇类药物：在类固醇高剂量长期使用的情况下，可能导致情绪波动和焦虑。

② 甲状腺素药物：干燥综合征常会合并甲状腺疾病，如甲状腺功能亢进或减退。当患者伴有甲状腺功能减退时，使用甲状腺素替代药物，尤其是在剂量不当或者调整不当的情况下，可能会导致焦虑或情绪波动。

值得注意的是：药物对个体的影响因人而异。某些人可能对特定药物更敏感，因此会在使用这些药物时出现焦虑症状。医生需要嘱咐患者，当感到焦虑或其他不适，应及时告知医生，以便医生评估并调整治疗方案。任何药物的停止或调整应在医生的指导下进行。

三、心理治疗

在常规治疗干燥综合征的措施之外，同时辅以抗焦虑的处理。除了抗焦虑药物治疗，还需要心理治疗。

心理疏导：耐心倾听患者的诉说，了解患者的心理状态，针对不同的患者制订具有个性化的治疗方案，并对患者的心理实施必要的疏导，医患两者之间互相信任。鼓励患者保持积极乐观的心理状态，消除患者对疾病存在的恐惧心理，树立战胜疾病的信念。可以开展认知行为心理治疗、家庭治疗、平衡心理治疗等。

行为训练：对患者实施各种松弛方法的训练，建议患者多听轻音乐，练习太极拳、太极剑，寻找适合自己的解压活动，培养自身兴趣爱好，同时给予患者充分的肯定。配合恰当的调息法，放松患者的精神，使患者保持愉悦的心情，鼓励患者养成良好的用眼习惯。同时保证口腔方面的卫生，指导患者健康饮食。

早期抗焦虑治疗应用于干燥综合征病人中可有效改善患者的心理状态，提高患者的生活质量与患者满意度，值得临床推荐应用。

四、中医治疗

中医多在治疗基础疾病的同时，佐以疏肝、柔肝、解郁、理气等辨病辨证治疗。比如，针灸疗法联合疏肝解郁汤治疗原发型干燥综合征伴焦虑患者，能更有效地改善患者口干、肢体痛等临床症状，同时有助于减轻眼干、关节肿痛、脉细涩、肢端变白或变紫，有效改善患者焦虑等不良情绪，这与疏肝解郁汤具有疏肝理气、安神定志的功效密切相关。现代研究表明，疏肝解郁汤治疗能够调节激素水平和自身免疫功能，减轻腺体炎症细胞的浸润，进而改善患者炎症因子、免疫蛋白等指标水平。

中医疗法可有效改善干燥综合征患者的焦虑状态和生活质量。

五、运动治疗疗法

运动有助于缓解焦虑症状，也有助于干燥综合征的治疗。规律性运动可以提高情绪和预防焦虑症发生，积极心境和精神状态的变化依赖于中等强度的锻炼。减轻焦虑最有效的方法是有自然节奏及有全身大肌群参与的运动，其中关节操是以改善心肺功能和代谢能力为主的有氧训练法。运动强度在 $50\%VO_2\,max$ 左右，60 岁以下者心率一般保持在 120 次/min，60～70 岁的患者可保持心率 100 次/min 的中度运动，每次 10～30 min，每周进行 3～5 天。关节操可以活动到四肢的每一个关节，且强度由小到大、频率由慢至快，充分考虑到每一位患者的身体情况。关节操运动，活化机体的气血，使经络通畅，消除经络气血不通导致的关节疼痛问题，以患者身体发热、微微发汗为度。通过运动疗法体验轻松愉快的治疗，从而缓解心理的抑郁及焦虑状态。

第六节

健康教育

对于干燥综合征患者，应该提高患者对疾病的认识，早期给予正确有效的治疗，同时注意患者的心理疏导，理解、支持患者，重视该疾病的个体化特征，从而采取有效措施改善患者的生活质量，克服焦虑情绪。

为患者讲解干燥综合征的基本医学知识，提供疾病方面的咨询平台，主要从疾病的性质、疗程、预后等方面为患者讲述，随时为患者解释对疾病存在的疑惑，保证每位患者对疾病均有一个全面且正确的认识，从而更好地做好疾病的防治工作，让患者对干燥综合征这个疾病加强了解，并采取不同的治疗模式。

通过健康教育帮助患者识别自己的心理状态，发现自身的焦虑状态，并理解干燥综合征与自身焦虑状态之间的关系，教会患者接纳干燥综合征发生的事实，更好地调节情绪状态，鼓励患者积极面对疾病，改善情绪，提高治疗的依从性，促进干燥综合征和焦虑障碍症状的双重改善。

参 考 文 献

[1] Maleki-Fischbach M, Kastsianok L, Koslow M, et al. Manifestations and management of Sjögren's disease[J]. Arthritis Research & Therapy, 2024, 26(1): 43.

[2] Zhang N Z, Shi C S, Yao Q P, et al. Prevalence of primary Sjögren's syndrome in China[J]. The Journal of Rheumatology, 1995, 22(4): 659-661.

[3] Cui Y F, Xia L, Li L, et al. Anxiety and depression in primary Sjögren's syndrome: A cross-sectional study[J]. BMC Psychiatry, 2018, 18(1): 131.

[4] Schoon H, Slack E, Pearce M, et al. Activity interference in patients with Sjögren's syndrome: A cross-sectional study of 149 patients in the UK[J]. Rheumatology, 2022, 61(10): 4065-4075.

[5] Ashena Z, Dashputra R, Nanavaty M A. Autoimmune dry eye without significant ocular surface co-morbidities and mental health[J]. Vision, 2020, 4(4): 43.

[6] Yao W, Le Q H. Social-economic analysis of patients with Sjögren's syndrome dry eye in East China: A cross-sectional study[J]. BMC Ophthalmology, 2018, 18(1): 23.

[7] Wan K H, Chen L J, Young A L. Depression and anxiety in dry eye disease: A

systematic review and meta-analysis[J]. Eye, 2016, 30(12): 1558 - 1567.

[8] Priori R, Minniti A, Antonazzo B, et al. Sleep quality in patients with primary Sjögren's syndrome[J]. Clinical and Experimental Rheumatology, 2016, 34(3): 373 - 379.

[9] Al-Ezzi M Y, Pathak N, Tappuni A R, et al. Primary Sjögren's syndrome impact on smell, taste, sexuality and quality of life in female patients: A systematic review and meta-analysis[J]. Modern Rheumatology, 2017, 27(4): 623 - 629.

[10] Longhino S, Chatzis L G, Pozzolo R D, et al. Sjögren's syndrome: One year in review 2023[J]. Clinical and Experimental Rheumatology, 2023, 41(12): 2343 - 2356.

[11] Miller A H, Haroon E, Raison C L, et al. Cytokine targets in the brain: Impact on neurotransmitters and neurocircuits[J]. Depression and Anxiety, 2013, 30(4): 297 - 306.

[12] Leonard B E. The HPA and immune axes in stress: The involvement of the serotonergic system[J]. European Psychiatry, 2005, 20(Suppl 3): S302 - S306.

[13] Baganz N L, Blakely R D. A dialogue between the immune system and brain, spoken in the language of serotonin[J]. ACS Chemical Neuroscience, 2013, 4(1): 48 - 63.

[14] Barsottini O G P, Moraes M P M, Fraiman P H A, et al. Sjogren's syndrome: A neurological perspective[J]. Arquivos De Neuro-Psiquiatria, 2023, 81(12): 1077 - 1083.

[15] Miglianico L, Cornec D, Devauchelle-Pensec V, et al. Identifying clinical, biological, and quality of life variables associated with depression, anxiety, and fatigue in pSS and sicca syndrome patients: A prospective single-centre cohort study[J]. Joint Bone Spine, 2022, 89(6): 105413.

[16] 邹晋梅, 杨静, 邓代华. 帕罗西汀治疗干燥综合征相关焦虑抑郁障碍的疗效观察[J]. 实用医院临床杂志, 2014, 11(5): 101 - 103.

[17] Kong W Q, Deng H Y, Wan J, et al. Comparative remission rates and tolerability of drugs for generalised anxiety disorder: A systematic review and network meta-analysis of double-blind randomized controlled trials [J]. Frontiers in

Pharmacology，2020，11：580858.

[18]　梅寒颖，刘炬，吴顿，等. 早期抗焦虑在干燥综合征患者中的应用效果[J]. 中国当代医药，2020，27(27)：44-46.

[19]　张堃，周楠，王立娜. 补泻针灸疗法联合疏肝解郁汤治疗原发性干燥综合征伴焦虑抑郁临床研究[J]. 陕西中医，2022，43(4)：515-518.

[20]　陈忆莲，吴国琳. 中医药改善干燥综合征焦虑抑郁状态及生活质量的研究现状[J]. 中华中医药杂志，2019，34(12)：5808-5811.

[21]　Strömbeck B E，Theander E，Jacobsson L T H. Effects of exercise on aerobic capacity and fatigue in women with primary Sjögren's syndrome[J]. Rheumatology，2007，46(5)：868-871.

东南大学附属中大医院心身医学科　**徐治　陈羽**
南京医科大学第二附属医院风湿免疫科　**常俊**

第八章

卒中后焦虑规范化诊治

第一节
概　述

卒中后焦虑（post-stroke anxiety，PSA）是脑卒中后以焦虑症状群为主要表现的情绪障碍，是脑卒中急性期、卒中后数月乃至数年后的情绪障碍之一。Burton 等对 39 个队列的 4706 例患者的系统分析表明，24％的脑卒中患者有焦虑症状，18％的脑卒中患者卒中后前 5 年有焦虑障碍，脑卒中后焦虑的合计（跨时间）发生率估计在 18％～25％之间。

PSA 与卒中的不良预后密切相关，不仅可以导致患者住院时间延长，神经功能恢复障碍，独立生活能力更加丧失，甚至可以导致死亡率升高。同时 PSA 还可能是抑郁的预兆，伴有焦虑症状的抑郁患者临床症状更严重，持续时间更长，患者的日常生活能力受损程度更高，认知功能受损程度更大，社会参与和活动更少。

在临床工作中，PSA 患者的临床表现常涉及神经、康复、精神、心理等专业学科，导致患者频繁就诊于各级综合医院，辗转于多个临床科室，消耗大量医疗资源，增加家庭和社会人力、财力负担。PSA 无论作为临床独立的症候群，还是与卒中后抑郁障碍共病，都值得临床医务人员关注与识别。为了规范 PSA 的临床诊疗，专家组就 PSA 流行病学、机制、评估方法、临床表现、诊断标准及治疗等方面展开讨论，并结合国内外现有的研究证据编写此诊疗规范。

第二节

发病机制

一、神经结构

有研究发现多个大脑区域协同作用以调节正常和异常的焦虑症状，如海马、前额叶皮层和杏仁核等脑区；同时，与情绪调节相关的神经回路广泛分布于大脑半球，如额叶-皮质下回路或者边缘系统。但 PSA 与脑卒中病灶的关系仍存在争议。Tang 等对 693 例卒中患者采用 MRI 确定脑梗死的部位和范围，发现卒中后焦虑与右侧额叶急性梗死病灶相关。Stojanovi 等对 118 例脑卒中患者在 CT 上对病灶进行定位，发现在优势半球额叶病变的患者中，焦虑更为常见。Vicentini 等对 34 例亚急性期缺血性脑卒中患者使用 3T 扫描仪进行静息状态功能磁共振成像采集，与对照组相比，卒中后抑郁和/或焦虑患者的左顶叶下回和左基底核默认网络（default mode network，DMN）功能连接增强，抑郁症状与左侧顶叶下回功能连接性增强相关，而焦虑症状与小脑、脑干和右侧额叶中回功能连接性增强相关，此项研究为 PSA 的潜在发病机制提供了新的见解。

二、神经递质

神经递质水平异常是导致神经精神症状较受肯定的生物学因素。单胺类神经递质如 5-羟色胺（5-hydroxytryptamine，5-HT）、去甲肾上腺素（norepinephrine，NE）、多巴胺（dopamine，DA）参与各种精神行为的调节，尤其与情感活动关系密切。中枢神经系统的 5-HT 能神经传递缺陷或改变，在焦虑的发生和发展中起关键作用。它可以投射到不同的神经结构中，由背侧核-前脑束支配多个脑区的多种结构，包括中央杏仁核、终纹状核、下丘脑室旁核、伏隔核和前额叶皮层的某些区域，进而参与调控焦虑样行为和应激反应。在发生脑缺血后，NE 和 5-HT 及其传导通路会受到影响，导致儿茶酚胺和 5-HT 合成障碍以及其受体表达无法上调，继而引起 PSA。双侧颈总动脉闭塞的小鼠在发生严重 PSA 后，使用选择性 5-HT 再摄取抑制剂可减轻 PSA。肾上腺素能受体（adrenergic receptors，ARs）分为 a- ARs 和 β-ARs，其中中枢肾上腺素能系统与许多神经精神疾病有关，如焦虑。Du 和 Zhang 等人发现 a_2-ARs 可能参与了焦虑样行为的调节，其机制是 a_2-ARs 通过下调神经末梢中枢 NE 的合成和释放而起到负反馈的作用。

三、HPA 轴的异常激活

下丘脑-垂体-肾上腺轴（HPA 轴）是下丘脑、垂体和肾上腺之间直接影响和发挥反馈作用的复杂集合，是参与生理稳态和应激反应的关键神经内分泌信号系统。在脑缺血发生过程中，HPA 轴的异常激活被认为是一个重要标志。HPA 轴是一个负反馈回路，其紊乱会导致激素失衡，导致多数患者出现行为缺陷或情感障碍，在卒中后，促肾上腺皮质激素释放激素（corticosteroid releasing hormone，CRH）和糖皮质激素（glucocorticoid，GC）表达水平升高，促进 HPA 轴异常激活。这与卒中后情绪障碍、精神缺陷和临床卒中综合征严重程度相关。Sergeeva SP 等对 155 名左、右脑卒中的患者进行研究发现，PSA 与 HPA 轴异常激活有关。作为 HPA 轴活性的主要调节剂，CRH 神经元主要是通过下丘脑 CRH 和垂体外区域（如 CEA 和 BNST）激活 HPA 轴而引起焦虑样行为。在卒中发生后，CRH 的表达明显增多，并且在疾病发生和发展过程中发挥作用。

四、神经元兴奋性改变

神经元的兴奋性改变与焦虑症状的发生有关，如 Zhang 等人研究报道：在环境压力和社交压力下，下丘脑视前区的抑制性神经元激活能缓解焦虑，而兴奋性神经元激活则促进焦虑。在中枢神经系统中，主要的抑制性神经递质是 γ-氨基丁酸（γ-aminobutyric acid，GABA），并且通过 GABA A 受体和 GABA B 受体发挥作用。Kim 等人研究发现激活 GABA A 受体的 $\alpha5$ 亚基可以减轻短暂缺血小鼠的 PSA。相反，脑缺血雄性大鼠在随机接受三个月重组组织型纤溶酶原激活剂治疗后，在广场实验表现出焦虑样行为，其发病机制可能与细胞外调节蛋白激酶、谷氨酸脱羧酶以及 GABA 级联反应有关。另外，有研究还发现由侧中隔、中缝核和 BNST 等脑区释放的 GABA 是由 PVN CRH 神经元接收，因此通过激活 PVN CRH 神经元接收 GABA 信号，可以缓解压力所导致的 PSA 样行为。

五、其他

遗传因素、社会因素、心理因素、认知障碍、疲劳、年龄、睡眠障碍和性别等，对 PSA 都有一定的影响，卒中后认知功能障碍和致残等一些负面事件所带来的压力也会诱导或加重 PSA。因此，对于这些可能的影响因素的管控，可以在一定程度上预测和预防 PSA 的发生。

第三节

临床表现

卒中后焦虑与原发性焦虑临床表现相似，但卒中后焦虑总体程度较轻，躯体症状相对明显。其主要特点包括：① 精神方面：以焦虑和烦恼为核心，担心，静坐不能，有不幸预感、惊恐、睡眠障碍；② 躯体方面：以乏力、尿频、躯体疼痛、多汗、头昏等交感神经过度兴奋症状为特征；③ 行为改变：表现为过分警觉（惶恐、易惊吓、易激惹）和运动性不安（不能静坐、搓手顿足、肢体颤抖）。

第四节

评估和诊断

PSA 是卒中后常见症状，但往往会被患者、家属及临床医生认为是正常现象，而不被关注，导致众多潜在的 PSA 患者未得到及时有效的识别和治疗。因此，应对所有卒中患者进行多时间点筛查 PSA，除询问卒中相关的病史外，还要询问他们的情绪、睡眠、卒中症状之外的躯体症状等内容。如果患者有明显风险提示存在焦虑，则需要对患者进行进一步的评估，以判断是否达到卒中后焦虑诊断标准。

一 PSA 筛查

PSA 可以发生在卒中急性期及康复期的任何阶段，常见于卒中后 1 年内，所有卒中后患者均应该考虑发生 PSA 的可能性，故 PSA 筛查建议在卒中后的多个不同阶段进行，特别是在病情反复（如急性加重或经久不愈）或治疗地点变更（如从急性治疗地点到康复治疗地点或在回归社会）的时候，重复筛查是十分必要的。由于目前国内卒中人群数量非常庞大，故推荐使用简便易操作的"90 秒四问题询问法"（见表 8-1）来快速初步筛查焦虑，若四个问题中有 2 项或 2 项以上阳性，则需进一步临床评估。

表 8 - 1　90 秒四问题询问法

问题	阳性
你认为你是一个容易焦虑或紧张的人吗？	是(了解是否有焦虑性人格或特质)
最近一段时间，你是否比平时更感到焦虑或忐忑不安？	是(了解是否有广泛性焦虑)
是否有一些特殊场合或情景更容易使得你紧张、焦虑？	是(了解是否有恐惧)
你曾经有过惊恐发作吗？即突然发生的强烈不适感或心慌、眩晕、感到憋气或呼吸困难等症状？	有(了解是否有惊恐)

注：若 4 个问题中有 2 项或以上阳性，则需进一步临床评估。

二　PSA 评估量表

PSA 的诊断和严重程度多通过量表进行评定，现有的 PSA 评估量表包括：汉密尔顿焦虑量表(HAMA)、医院焦虑和抑郁量表(HADS)、广泛性焦虑症-7(GAD-7)、焦虑自评量表(SAS)、贝克焦虑量表(Beck anxiety inventory，BAI)。目前在临床实践中常采用 HAMA 量表和 GAD-7 量表进行 PSA 筛查及严重程度评估。

HAMA 量表属于他评量表，由 Hamilton 于 1959 年编制，是精神科中应用较为广泛的、由医生评定的量表之一。按照全国精神科量表协作组提供的资料，评分总分超过 29 分，可能为严重焦虑；超过 21 分，肯定有明显焦虑；超过 14 分，肯定有焦虑；超过 7 分，可能有焦虑；如小于 7 分，便没有焦虑症状。一般划分界：HAMA 量表 14 项版本分界值为 14 分。

GAD-7 量表属于自评量表，由 Spitzer 等人编制，用于广泛性焦虑的筛查及症状严重度的评估，总分 21 分。评分 0～4 分为正常；5～9 分为轻度焦虑；10～13 分为中度焦虑；14～18 分为中重度焦虑；19～21 分为重度焦虑。

PSA 的评估量表虽然较多，但各有优劣，建议组合使用，从而全面评估患者的焦虑症状。

需要注意的是，PSA 患者多伴有抑郁症状，因此在评估焦虑的同时还需进行抑郁评估。抑郁症状评估量表分他评和自评量表，他评量表包括汉密尔顿抑郁评分量表（HDRS）、蒙哥马利抑郁评定量表（MADRS）等。自评量表包括 Zung 抑郁自评量表（SDS）、Beck 抑郁自评量表（BDI）、PHQ-9 等。

三、PSA 诊断标准

目前，PSA 的诊断尚无统一标准。根据国内外文献，多参照焦虑障碍或器质性焦虑障碍的诊断标准，可参考的标准有《国际疾病分类》第 11 版（International Classification of Disease，eleventh Edition，ICD-11）诊断系统、美国《精神障碍诊断与统计手册》第五版（Diagnostic and Statistical Manual of mental-disorder，fifth edition，DSM-5）诊断系统和《中国疾病分类和诊断标准》第三版（Chinese Classification of Mental Disorders，Third version，CCMD-3）诊断系统。

ICD-11 诊断系统在"焦虑和恐惧相关疾病"新的分组中将卒中后焦虑障碍可归属于"继发性焦虑综合征"诊断标准，以"广泛性焦虑症"为主要特征而发生。

DSM-5 诊断系统中，PSA 可归属于"由于其他躯体疾病所致的焦虑障碍（F06.4）"，诊断依据包括：① 惊恐发作或焦虑为主要的临床表现；② 来自病史、躯体检查或实验室检验的证据显示，该障碍是其他躯体疾病的直接的病理生理性结果；③ 这种障碍不能用其他精神障碍来更好地解释；④ 这种障碍并非仅仅出现于谵妄时；⑤ 这种障碍引起有临床意义的痛苦，或导致社交、职业或其他重要功能方面的损害。

CCMD-3 诊断系统中，PSA 符合"器质性焦虑障碍（F06.4）"

诊断标准：① 符合器质性精神障碍诊断标准，器质性精神障碍是一组由脑部疾病或躯体疾病导致的精神障碍，脑部疾病包括脑血管病（脑卒中）；② 符合焦虑症的症状标准，焦虑症是一种以焦虑为主的神经症，主要分为广泛性焦虑障碍（F41.1）和惊恐障碍（F41.0）两种；③ 排除焦虑症。

第五节

治 疗

一、治疗原则和治疗目标

PSA 的基本治疗原则为综合治疗、个体化治疗、全病程治疗。具体治疗目标为缓解或消除焦虑症状及伴随症状，协同促进患者神经功能恢复，恢复患者社会功能，提高生命质量，预防复发。

（1）综合治疗：PSA 的发生既与既往情感障碍病史、人格特征、应对方式、社会支持等社会心理因素有关，又与卒中所导致的神经系统功能损害及卒中部位等有关，因此应综合运用心理治疗、药物治疗和康复训练等多种治疗手段，以期达到最佳的治疗效果。

（2）个体化治疗：卒中患者大多合并多种基础疾病、服用多种药物，所以治疗方案的选择应充分遵循个体化治疗的原则并考虑风险因素及患者（家属）意愿等。治疗过程中应注意监控和评估治疗的依从性、疗效、不良反应及症状复发的可能性。

（3）全病程治疗：包括急性期治疗、巩固期治疗和维持期治疗。急性期指开始药物治疗至症状缓解所需的一段时间，具体治疗目标为控制症状，尽量达到临床痊愈。巩固期指急性期症状缓解后的一段时间，此阶段患者病情仍不稳定，复燃风险较大，应维持有效药物、原剂量至少 2~6 个月。维持期是指巩固期后的治疗时期，通常认为应至少维持治疗 12 个月以预防复发。维持治疗结束后，病情稳定者可缓慢减药，直至终止治疗。一旦发现有复发的早期征象，应迅速恢复治疗。

二、心理治疗

相比较其他治疗手段，心理干预更加安全，但对患者认知功能的要求较高。对于能够配合心理治疗的卒中患者都应进行个体化的心理支持、健康教育等。常用的心理治疗方法包括：一般心理支持治疗、放松训练、认知行为疗法（cognitive-behavioral therapy，CBT）、家庭治疗、正念疗法等。Golding 等对社区生活的 21 例脑卒中焦虑样本进行的随机对照试验（randomized controlled trial，RCT）表明，以自助 CD 形式进行的放松训练可减轻焦虑症状，似乎是一种可行而且可接受的干预。

心理治疗应该由取得资质的医师或心理治疗师进行，治疗师可根据患者的病情，选用适合的心理治疗方法。所有医师均应掌握一般的心理支持技巧，灵活应用于医患沟通、治疗过程中。一般心理治疗技巧包括：① 赋予适当患病角色：应当使患者及家人认识到焦虑是一种需要治疗和帮助的疾病状态。② 耐心听取患者主诉，适时共情。③ 根据患者的实际情况适当地解释，尽量给予清晰的信息。④ 重视患者担心的问题，安慰患者并强化有希望的可能。

三、药物治疗

药物治疗以缓解症状、提高生活质量和预防复发为目标。在个体化基础上，综合考虑各种风险因素（如癫痫、跌倒、谵妄及患者存在的基础疾病）及药物的不良反应，选择抗焦虑药物。治疗过程中，应监控和评估药物治疗的依从性、疗效、不良反应、症状的变化等。治疗剂量应个体化，初始剂量为最小推荐剂量的 $1/4\sim1/2$，缓慢增减；药物治疗要足量、足疗程，在焦虑症状缓解后至少应维持治疗

4～6个月以上，以预防复发。

治疗 PSA 的主要药物有苯二氮䓬类药物、5-HT$_{1A}$ 受体部分激动剂、具有抗焦虑作用的抗抑郁药及其他药物。

1. 苯二氮䓬类药物

如阿普唑仑、艾司唑仑。考虑到大部分脑卒中患者年龄增大，可能对运动及认知功能的影响，限制了此类药物的使用，但其经济、起效快，可酌情考虑作为早期治疗的短期辅助治疗药物。

2. 三环类药物

如阿米替林、多塞平。因其抗胆碱能、心血管不良反应等副作用及药物相互作用的限制，不推荐 PSA 患者首选。

3. 5-HT$_{1A}$ 受体部分激动剂

如坦度螺酮、丁螺环酮。作为治疗焦虑障碍的临床常用药物，该类药物因不易引起运动障碍、对认知功能影响小、无戒断反应等优势受到临床医生关注，但起效相对较慢，目前针对 PSA 治疗的临床证据仍较少。

4. SSRIs 和 SNRIs 类药物

SSRIs 类药物主要包括帕罗西汀、艾司西酞普兰、舍曲林、氟西汀、氟伏沙明，其中帕罗西汀是临床治疗焦虑障碍应用最广的药物；SNRIs 类药物的代表药物主要有文拉法辛和度洛西汀。

在一项系统性综述中，其中两项药物试验涉及 175 例焦虑、抑郁共病的脑卒中患者，均使用汉密尔顿焦虑量表来评估焦虑，发现帕罗西汀和丁螺环酮可明显降低患者的焦虑评分，但没有数据支持该药物可用于减少单纯的卒中后焦虑患者的焦虑症状，因此没有足够的证据来指导卒中后焦虑症的药物治疗。研究还发现，50% 接受帕罗西汀治疗的受试者经历了包括恶心、呕吐或头晕在内的不良事件，而接受丁螺环酮治疗的受试者只有 14% 经历了恶心或心悸。Mead 等对 SSRIs 治疗卒中后焦虑的对照试验进行荟萃分析，其中 52 项试验包括 4059 例患者为研究提供数据，显示 SSRIs 类药物可能对卒中后焦虑、抑郁症状有效，甚至改善了卒中后的神经功能和生活依赖性。Leong 等研究发现，与 SSRIs 相比，使用 SNRIs 可能会增加非致命性卒中的风险。

5. 其他药物

有证据支持阿戈美拉汀（2 项随机对照试验）和米氮平（10 项随机对照试验）治疗广泛性焦虑症的疗效。

曲唑酮（5-HT 受体拮抗和再摄取抑制剂）可治疗伴有抑郁症状的焦虑症，适合治疗有明显精神运动性激越、焦虑和失眠的患者。

6. 中医中药

广泛性焦虑障碍是中医治疗有效的病种之一，中医药具有自身的特色和优势，能较好改善轻中度患者的精神症状和躯体症状，不良反应低，有助于提高治疗依从性，逐渐受到患者青睐。2023 年发布的《广泛性焦虑障碍中西医结合诊疗指南》指出，对轻、中度 GAD 患者，存在明显药物依从性差或躯体状况不适宜药物治疗时，可优先考虑中医药治疗。国内有比较多的使用中药方剂或者中成药治疗失眠伴焦虑有效的临床报道，如服用乌灵胶囊、疏肝解郁胶囊、安脑丸等，但是总体缺乏严格的随机对照研究。临床上可以在辨证分型的基础上合理选用中成药进行治疗。

四、物理治疗

近年来，基于脑神经环路受损与重塑机制的神经调控技术，与现代康复技术相整合，在神经系统疾病导致的各种功能障碍的治疗过程中显示出很好的治疗作用，从而备受关注。其中，重复经颅磁刺激（repetitive transcranial magnetic stimulation，rTMS）和经颅直流电刺激（transcranial direct current stimulation，tDCS），因具有无创无痛、操作简单、安全性好等优点，已被广泛应用于神经和精神疾病的治疗和研究中。国外多项研究采用 rTMS 对广泛性焦虑障碍进行治疗效果的研究，以右侧 DLPFC 为治疗靶点，给予低频（1 Hz）rTMS，每周 5 次，为期 5～6 周，总治疗次数从 25～30 次不等，结果显示患者焦虑症状改善或症状量表评分降低。陶希等对 33 例脑梗死急性期伴有焦虑抑郁症状的患者在常规药物及康复治疗基础上联合低频 rTMS，磁刺患者左前额叶背外侧区，刺激频率 1 Hz，每日 1 次，每次约 28min，每周 5 次，疗程 8 周。与对照组相比，脑梗死急性期使用低频 rTMS 治疗能改善患者的焦虑抑郁状态，尤其是精神性焦虑。总的来说，多项研究支持 rTMS 和 tDCS 是治疗焦虑障碍的一种有前景的治疗方法。

目前国内外仍缺乏大规模 rTMS 或 tDCS 有效治疗 PSA 的临床研究证据，该领域未来的研究工作需探讨这种治疗模式的可行性及有效性，明确刺激靶点、理想的刺激量及疗程，为治疗 PSA 提供有效的干预手段。

此外，运动疗法是脑卒中患者康复治疗的核心手段，主要用于脑卒中后运动功能的恢复。同样，运动疗法也有利于改善 PSA 患者的焦虑情绪。Aidar 等研究发现，经过 12 周的力量训练，可以改善脑卒中患者在发病一年后的特质焦虑和状态焦虑。近期，Aidar 再次通过对 36 例受试者的随机干预试验，旨在评估水上运动计划对缺血性卒中后抑郁和焦虑患者的影响，研究证实水上运动有助于改善缺血性卒中患者的抑郁和焦虑水平。需要注意的是：运动疗法对患者认知及体能要求高，应该根据患者情况个体化制定治疗方案。

第六节

健康教育

卒中后焦虑治疗疗程较长，在卒中全程治疗中需要注意一下几个方面：第一，认知调整，解开心结。需要给患者讲解卒中、卒中后焦虑知识，让患者对疾病充分认知，以解开心结。第二，家人应该站在卒中患者的角度看问题，充分理解患者，多陪伴，给予信心和关心，使患者保持愉快的心情。第三，积极进行康复锻炼，不仅能改善卒中疾病预后，还能促进情绪改善。第四，学习放松训练、冥想、音乐疗法，规律饮食、作息，戒除吸烟酗酒等陋习。第五，逐渐让患者接受肢体残疾后的生活常态，通过多种心理支持治疗改善疾病预后。

附：卒中后抑郁临床实践的参考流程

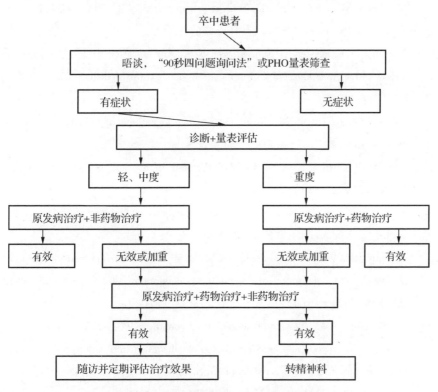

图 8-1　卒中后抑郁临床实践的参考流程

参 考 文 献

[1] Burton C A C, Murray J, Holmes J, et al. Frequency of anxiety after stroke: A systematic review and meta-analysis of observational studies[J]. International Journal of Stroke, 2013, 8(7): 545 – 559.

[2] Burton C C, Murray J, Holmes J, et al. Frequency of anxiety after stroke: A systematic review and meta-analysis of observational studies[J]. International Journal of Stroke: Official Journal of the International Stroke Society, 2013, 8(7): 545 – 559.

[3] Kang H J, Kim K O, Kim J W, et al. A longitudinal study of the associations of BDNF genotype and methylation with poststroke anxiety[J]. International Journal of Geriatric Psychiatry, 2019, 34(11): 1706 – 1714.

[4] Rafsten L, Danielsson A, Sunnerhagen K S. Anxiety after stroke: A systematic review and meta-analysis[J]. Journal of Rehabilitation Medicine, 2018, 50(9): 769 – 778.

[5] Calhoon G G, Tye K M. Resolving the neural circuits of anxiety[J]. Nature Neuroscience, 2015, 18: 1394 – 1404.

[6] Tang W K, Chen Y K, Lu J Y, et al. Frontal infarcts and anxiety in stroke[J]. Stroke, 2012, 43(5): 1426 – 1428.

[7] Stojanović Z, Stojanović S V. Emotional reactions in patients after frontal lobe stroke[J]. Vojnosanitetski Pregled, 2015, 72(9): 770 – 778.

[8] Vicentini J E, Weiler M, Almeida S R M, et al. Depression and anxiety symptoms are associated to disruption of default mode network in subacute ischemic stroke [J]. Brain Imaging and Behavior, 2017, 11(6): 1571 – 1580.

[9] Garcia-Garcia A L, Newman-Tancredi A, Leonardo E D. 5-HT(1A)[corrected] receptors in mood and anxiety: Recent insights into autoreceptor versus heteroreceptor function[J]. Psychopharmacology, 2014, 231(4): 623 – 636.

[10] Zhang B, Chen X H, Lv Y Y, et al. Cdh1 overexpression improves emotion and cognitive-related behaviors via regulating hippocampal neuroplasticity in global

cerebral ischemia rats[J]. Neurochemistry International, 2019, 124: 225 - 237.

[11] Wu Z H, Wang T, Li L B, et al. Activation and blockade of α2-adrenoceptors in the prelimbic cortex regulate anxiety-like behaviors in hemiparkinsonian rats[J]. Biochemical and Biophysical Research Communications, 2019, 519(4): 697 - 704.

[12] Du C X, Guo Y, Zhang Q J, et al. Involvement of prelimbic 5-HT7 receptors in the regulation of anxiety-like behaviors in hemiparkinsonian rats[J]. Neurological Research, 2018, 40(10): 847 - 855.

[13] Zhang Y M, Guo Y, Du C X, et al. Serotonin receptors in the prelimbic cortex are involved in the regulation of anxiety-like behaviors in the rat 6-hydroxydopamine Parkinson's disease model[J]. The Chinese Journal of Physiology, 2018, 61(4): 201 - 209.

[14] Juruena M F, Eror F, Cleare A J, et al. The role of early life stress in HPA axis and anxiety[M]//Kim YK. Anxiety Disorders. Singapore: Springer, 2020: 141 - 153.

[15] Douma E H, de Kloet E R. Stress-induced plasticity and functioning of ventral tegmental dopamine neurons[J]. Neuroscience and Biobehavioral Reviews, 2020, 108: 48 - 77.

[16] Frankiensztajn L M, Elliott E, Koren O. The microbiota and the hypothalamus-pituitary-adrenocortical (HPA) axis, implications for anxiety and stress disorders [J]. Current Opinion in Neurobiology, 2020, 62: 76 - 82.

[17] Chun H Y Y, Whiteley W N, Dennis M S, et al. Anxiety after stroke: The importance of subtyping[J]. Stroke, 2018, 49(3): 556 - 564.

[18] Sergeeva S P, Savin A A, Litvitsky P F, et al. Neurohumoral response and Fas-ligand-induced apoptosis in peripheral blood of patients with acute ischemic stroke [J]. Zhurnal Nevrologii i Psikhiatrii Im S S Korsakova, 2020, 120(6): 57.

[19] Pomrenze M B, Millan E Z, Hopf F W, et al. A transgenic rat for investigating the anatomy and function of corticotrophin releasing factor circuits[J]. Frontiers in Neuroscience, 2015, 9: 487.

[20] Zhang G W, Shen L, Tao C, et al. Medial preoptic area antagonistically mediates stress-induced anxiety and parental behavior[J]. Nature Neuroscience, 2021,

24(4)：516-528.

[21] Kim D H, Kwon H, Choi J W, et al. Roles of GABAA receptor α5 subunit on locomotion and working memory in transient forebrain ischemia in mice [J]. Progress in Neuro-Psychopharmacology & Biological Psychiatry, 2020, 102：109962.

[22] Golding K, Kneebone I, Fife-Schaw C. Self-help relaxation for post-stroke anxiety：A randomised, controlled pilot study[J]. Clinical Rehabilitation, 2016, 30(2)：174-180.

[23] Knapp P, Campbell Burton C A, Holmes J, et al. Interventions for treating anxiety after stroke[J]. The Cochrane Database of Systematic Reviews, 2017, 5 (5)：CD008860.

[24] Mead G E, Hsieh C F, Lee R, et al. Selective serotonin reuptake inhibitors (SSRIs) for stroke recovery[J]. The Cochrane Database of Systematic Reviews, 2012, 11(11)：CD009286.

[25] Leong C, Alessi-Severini S, Enns M W, et al. Cerebrovascular, cardiovascular, and mortality events in new users of selective serotonin reuptake inhibitors and serotonin norepinephrine reuptake inhibitors：A propensity score-matched population-based study[J]. Journal of Clinical Psychopharmacology, 2017, 37 (3)：332-340.

[26] Assaf M, Rabany L, Zertuche L, et al. Neural functional architecture and modulation during decision making under uncertainty in individuals with generalized anxiety disorder[J]. Brain and Behavior, 2018, 8(8)：e01015.

[苏州市立医院神经内科　赵中　周华]

第九章

特应性皮炎共病焦虑规范性诊疗

第一节

概　述

特应性皮炎(atopic dermatitis，AD)是一种病因复杂的慢性炎症性皮肤病，它具有复杂的病理生理学因素，包括遗传易感性和环境触发，其特征是剧烈瘙痒和复发性湿疹样病变，影响 15%～20%的儿童和 5%～10%的成年人。一项对美国特应性皮炎患病率和疾病的横断面研究发现，在 1 278 名参与的成人中，特应性皮炎的患病率为 7.3%，其中 60.1%为轻度、28.9%为中度、11%为重度。AD 给患者及其家庭带来了巨大的心理和社会负担，并增加了食物过敏、哮喘、过敏性鼻炎、其他免疫介导的炎症疾病和心理健康障碍的风险。在过去的几年里，有证据表明 AD 与焦虑、抑郁等心理合并症之间存在关联，这可能导致患者健康状况、生活质量和工作效率降低。现将 AD 合并焦虑的情况及其可能的机制进行总结：

一项关于特应性皮炎和焦虑的 meta 分析，共纳入了 13 项关于成人和儿童的研究，共包括 48 626 名 AD 患者和 4 592 635 名参考个体。这些研究中，8 项是横断面的、3 项是病例对照、2 项是前瞻性队列研究。这些研究来自北美 ($n=3$)、欧洲 ($n=7$)和亚洲 ($n=3$)。对 38 225 名成人 AD 患者和 4 523 540 名参考个体的分析显示 AD 与焦虑呈正相关(合并 OR，2.19；95% CI，1.75～2.73)。只有 1 项美国横断面研究 ($n=79\ 496$)检查了儿童，这项研究发现，儿童期 AD 与曾经的焦虑(OR，1.81；95%CI，1.43～2.29)和当前的焦虑(OR，2.02；95%CI，1.59～2.56)之间存在关联。

Simpson 等的研究结果显示，近 22%的 AD 成年患者有抑郁或焦虑的临床症状，焦虑负担更高。在 1 278 例受试者研究中，用医院焦虑抑郁量表(hospital anxiety and depression scale，HADS)对其焦虑状况进行评估，AD 组的 HADS 焦虑评分为(7.03±4.80)分，而对照组为(4.73±3.98)分($P<0.01$)。24.73％ 的 AD 患者符合焦虑的临床标准，而对照组为 9.20％($P<0.01$)。尽管焦虑和抑郁症状与更严重的 AD 强相关，但即使是轻微的 AD，也可能伴有焦虑状态。

一项针对 2 893 名患有 AD 与不患有 AD 的成年人的美国人群研究发现，与无 AD 的成年人相比，患有 AD 的成年人平均医院焦虑抑郁量表评分中焦虑(HADS-A)(7.7％ vs 5.6％)，异常焦虑($\geqslant$ 11 分)(28.6％ vs 15.5％)。在中度和重度自我报告的整体 AD 严重程度、以患者为导向的湿疹测量(POEM)、以患者为导向的 AD 评分(PO-SCORAD)、PO-SCORAD 瘙痒和睡眠中，平均或异常焦虑和抑郁评分增加($P<0.01$)。所有患有严重 PO-SCORAD、POEM 和 PO-SCORAD-瘙痒的受访者具有临界或异常的焦虑和抑郁评分。然而，13％～55％ 的 AD 成人患者有临界或异常的焦虑或抑郁评分。这些研究表明，焦虑和抑郁是 AD 的症状，与疾病严重程度相关，可以通过治疗来改变。

人们越来越认识到焦虑和抑郁是 AD 的合并症，需要预防或早期干预。有报道显示，心理治疗在改善心理健康问题和缓解瘙痒方面是有效的。

焦虑和抑郁是 AD 管理的重要考虑因素。首先，认识到焦虑和抑郁是 AD 本身的症状，即 DSM-Ⅳ 的轴Ⅲ疾病(继发于医疗状况)。在许多(如果不是大多数)情况下，这些症状会随着对 AD 体征和症状的改善或控制而消退。继发于 AD 的焦虑和抑郁症状的患者可能需要更积极的 AD 治疗，例如使用全身性药物。然而，焦虑和抑郁的症状可能是独立 DSM-Ⅳ 的轴Ⅰ诊断的指标，例如重度抑郁障碍或广泛性焦虑障碍。出现焦虑或抑郁症状的 AD 患者可能会受益于转诊至心理健康专家。治疗 AD 患者的临床医生应筛查焦虑或抑郁，并给予适当治疗或转诊。

第二节
发病机制

在一项匹配的病例对照研究中，该研究利用了英国临床实践研究数据链的常规收集数据，结果显示，AD 患者发生抑郁和焦虑的风险显著增加。系统综述和荟萃分析进一步证实了 AD 与抑郁和焦虑之间的潜在联系。队列中共有 1356 名 7 岁的儿童患有活动性 AD，3.7%(7 338 人中的 273 人)基于发展和幸福评估，被临床诊断为焦虑或抑郁(aOR，1.51；95%CI，0.97~2.36)。严重 AD 与焦虑/抑郁的风险增加有关(aOR，5.18；95%CI，2.06~13.04)。在对 602 例 AD 患者进行分析，使用 HADS 焦虑评分，与轻度或中度 AD 组的受试者相比，重度 AD 组中符合焦虑临床标准的比例更大(分别为 54.55% vs 16.02% vs 32.18%)。

AD 患者与焦虑相关的确切原因仍然具有推测性。虽然不能排除精神疾病与瘙痒感、皮肤屏障损伤以及最终的 AD 有关，但更合理的解释是慢性和间歇性疾病、瘙痒、睡眠中断和社会孤立的负担会对心理健康产生负面影响。例如，AD 中的瘙痒会损害儿童和成人的睡眠质量，入睡困难和夜间频繁醒来会导致抑郁和焦虑的发展。由于可见的皮肤病变引起的社会污名化也可能导致精神疾病负担。

瘙痒在疾病特异性和环境因素与基线特征之间具有复杂的相互作用。剧烈瘙痒、睡眠障碍发生率高、耻辱感、社会孤立、生活质量差和神经炎症会导致 AD 的焦虑、抑郁或自杀倾向增加。疲劳和睡眠障碍可能会增加焦虑或抑郁的风险，或与焦虑或抑郁有共同的机制。特应性皮炎还可能上调神经免疫因子，如神经肽诱导的敏感性和炎性细胞因子，以及随后的精神健康障碍的发展。

同时，下丘脑-垂体-肾上腺（hypothalamic-pituitary-adrenal axis，HPA）轴和交感神经系统（sympathetic nervous system，SNS）的过度活动是最有可能的与慢性炎症性疾病和情绪障碍相关的机制。

过度、持久的细胞因子产生也可能激活大脑小胶质细胞，这是一种有可能导致抑郁、焦虑和认知障碍的机制。越来越多的证据支持免疫反应的调节作用，导致细胞因子介导的炎症反应，激活 HPA 轴等主要应激途径，导致皮质醇释放以及激活 SNS，引起肾上腺素和去甲肾上腺素释放。

持续的瘙痒-抓挠循环，这种 AD 患者最突出且最难控制的特征，被认为是导致 AD 患者焦虑和抑郁增加的一个重要因素。抓挠瘙痒的部位除了可以缓解瘙痒，还可以唤起一种愉快的体验，这种体验可能是有益的，甚至会上瘾，尤其是在慢性瘙痒的情况下。随后，这诱导了大脑奖赏回路的异常，以多巴胺能神经元为主，从腹侧被盖区（VTA）投射到边缘系统，特别是背侧纹状体和伏隔核。与成瘾类似，这些大脑奖赏回路的异常被认为是 AD 引发负面情绪状态的一种机制。脑源性神经营养因子（brain-derived neurotrophic factor，BDNF）也被证明是 AD 患者的一种生化机制，与银屑病患者相比，AD 患者的血浆水平明显更高。AD 中 BDNF 浓度的增加似乎属于与焦虑样表型相关的神经免疫调节系统改变的框架。Yeom 等人发现，在小鼠 AD 模型中纹状体 BDNF 浓度的增加和多巴胺能奖赏回路活性的增加有关，而多巴胺能奖赏回路是介导焦虑、抑郁和压力的核心。

AD 患者的皮肤活检显示，辅助 T 细胞 2（T helper 2 cell，Th2）衍生的细胞因子，如白细胞介素 IL-4 和 IL-13 占主导地位。最近针对 IL-4 和 IL-13 轴的有效靶向治疗证明了该途径在 AD 中的重要性，IL-4 的作用是提高外周血和组织中的 IgE 和嗜酸性粒细胞水平；IL-13 是一种独特的 Th2 相关细胞因子，影响 B 细胞和单核细胞，从而调节炎症和免疫反应。IL-4 和 IL-13 基因位于 5q31 染色体上，彼此密切相关。在小鼠模型中发现，IL-4 水平的升高会导致注意力缺失症状。对在表皮中 IL-4 过表达的小鼠研究显示，这种小鼠表现出皮肤炎症性病变、搔抓行为、皮肤感染和 IgE 升高等症状。Kaga 等报道了 AD 患者的基因组分析结果，该结果揭示了人类转录因子蛋白（Translocator Protein，TSPO）基因外显子 4 的单核苷酸多态性。TSPO 主要在神经胶质细胞中运行，广泛用作炎症的生物标志物，并参与调节几个主要的应激系统，即 HPA 轴、SNS、肾素-血管紧张素-醛固酮系统和神经内分泌免疫轴。TSPO 可能通过促进胆固醇向线粒体内膜的转运而合成神经甾体，从而在 AD 和焦虑的共病中发挥关键作用，这是神经甾体发生的限速步骤。神经甾体是 GABA-A 受体功能的变构调节剂，在焦虑症的病理生理学中至关重要。

第三节

临床表现

特异性皮炎通常初发于婴儿期，一岁前发病者约占全部患者的 50%，但近来发现，晚发患者并不少见。该病呈慢性经过，临床表现多种多样，最基本的特征是皮肤干燥、慢性湿疹样皮损和明显瘙痒。患有 AD 的成年人报告的最常见的症状是瘙痒（大约每两个成年人中就有一个）、干燥或脱屑，以及皮肤发红或发炎。

第四节

评估与诊断

一、特应性皮炎诊断

特应性皮炎的诊断主要基于临床特征，诊断标准参见《中国特应性皮炎诊疗指南（2020 年）》推荐的任一诊断标准，即 Hanifin-Rajka 标准、Williams 标准、张氏标准及姚氏标准。

目前国外常用的诊断标准包括 Hanifin-Rajka 标准和 Williams 标准［主要标准：皮肤瘙痒；次要标准：①屈侧受累史，包括肘窝、腘窝、踝前、颈部（10 岁以下儿童包括颊部皮疹）；②哮喘或过敏性鼻炎史（或在 4 岁以下儿童的一级亲属中有特应性疾病史）；③近年来全身皮肤干燥史；④有屈侧湿疹（4 岁以下儿童面颊部/前额和四肢伸侧湿疹）；⑤两岁前发病。确定诊断：主要标准加上 3 条或 3 条以上的次要标准］。

我国学者康克非、张建中和姚志荣等也提出了诊断标准。张建中等提出的中国 AD 诊断标准：① 病程超过 6 个月的对称性湿疹；② 特应性个人史和/或家族史（包括湿疹、过敏性鼻炎、哮喘、过敏性结膜炎等）；③ 血清总 IgE 升高和/或外周血嗜酸性粒细胞升高和/或过敏原特异性 IgE 阳性（过敏原特异性 IgE 检测 2 级或 2 级以上阳性）。符合第一条，另外加第二条或第三条中的任何一条即可诊断 AD。此标准在诊断青少年和成人 AD 方面敏感性高于 Hanifin-Rajka 标准和 Williams 标准。

姚志荣等提出的中国儿童 AD 临床诊断标准：① 瘙痒；② 典型的形态和部位（屈侧皮炎）或不典型的形态和部位同时伴发干皮症；③ 慢性或慢性复发性病程。同时具备以上 3 条即可诊断 AD。典型的形态和部位(屈侧皮炎)包括儿童面部和肢端受累；非典型的形态和部位包括：① 典型的湿疹样皮疹，发生在非屈侧部位(头皮皮炎、眼睑湿疹、乳头湿疹、外阴湿疹、钱币状湿疹、指尖湿疹、非特异性手部或足部皮炎/特应性冬季足、甲或甲周湿疹和身体其他部位的湿疹样皮疹)；② 非典型湿疹样皮疹，单纯疹、唇炎、耳下和耳后/鼻下裂隙、痒疹、汗疱疹、丘疹性苔藓样变异。此标准的敏感性也高于 Hanifin-Rajka 标准和 Williams 标准。

Williams 标准在过去数年中应用较广。张氏标准推荐用于成人/青少年 AD 的诊断，姚氏标准推荐用于儿童 AD 的诊断。

二、特应性皮炎严重程度评估

AD 严重度的评价方法较多，常用的有 AD 评分(SCORAD)、湿疹面积和严重程度指数评分(EASI)、研究者整体评分(IGA)、瘙痒程度视觉模拟尺评分(VAS)等。根据 SCORAD 评分，将病情分为轻度(0~24 分)、中度(25~50 分)、重度(>50 分)。同时应结合相关实验室指标，如血清 IgE 水平和外周血嗜酸性粒细胞计数。疾病严重度评估可作为制定治疗方案的依据。

三、共病焦虑评估

参考、使用评估量表作为工作来筛查焦虑状态及判断严重程度，但是任何量表所得评分不能作为诊断疾病的依据，只能用于反映患者当前是否存在症状、反映临床症状的严重程度。常用的评估量表如下：

(1) 医院焦虑和抑郁量表(HADS)：为 14 个条目的自评量表。包含两个独立的分量表评估焦虑和抑郁，通常以 9 分作为分界值。

(2) Zung 氏焦虑/抑郁自评量表(SAS/SDS)：为各有 20 个条目的自评量表。各条目的总和换算为标准分，50 分以下为正常、50~59 分为轻度焦虑/抑郁、60~69 分为中度、70 分以上为重度。

（3）患者健康问卷焦虑及抑郁量表（PHQ4）：4个条目的自评问卷，包含2个关于焦虑和2个关于抑郁的问题，每项评分为1～3分，焦虑两项之和3分以上为焦虑筛查阳性，抑郁两项之和3分以上为抑郁筛查阳性。

第五节
治 疗

特应性皮炎的治疗主要包括基础治疗、外用糖皮质激素/钙调神经磷酸酶抑制剂、口服抗组胺药物/免疫抑制剂/糖皮质激素、使用生物制剂或者Janus激酶抑制剂、紫外线光疗、中医药辨证论治等。

瘙痒是AD的最主要症状，可引起睡眠障碍甚至身心问题，影响患者生活质量，同时"瘙痒-搔抓"恶性循环可能诱发并加重AD。控制瘙痒症状是AD治疗的主要目的之一。润肤剂、抗组胺药、外用抗炎药物、系统性抗炎药、生物制剂、光疗等对于瘙痒都有良好疗效。对于慢性顽固性瘙痒（尤其夜间剧烈瘙痒），如上述治疗控制欠佳，可尝试米氮平、普瑞巴林、帕罗西汀、纳曲酮等系统止痒药治疗。

研究表明，抗焦虑药物（如5-HT$_{1A}$激动剂，坦度螺酮）可用于应激相关AD加重的临床管理。抑制应激诱导的肥大细胞脱颗粒可能是其临床疗效的机制之一。

针灸对特应性皮炎有效，还可以通过阻断血清素5-HT$_2$和5-HT$_7$受体来改善急性和慢性血清素能瘙痒。针灸治疗改善瘙痒和伴随的焦虑和抑郁样症状，与大脑奖赏区奖赏信号通路的变化相关。针灸后皮损严重程度和搔抓行为的减轻，与焦虑和抑郁类似症状的进一步减轻有关，这支持了心理并发症可能随着AD的改善而减轻的观点。针灸治疗通过调节 AD 小鼠大脑奖赏回路中的神经适应，对共病焦虑和抑郁样行为产生了显著、积极的影响，为 AD 精神共病的非药物治疗提供了新的视角。

第六节
健康教育

特应性皮炎是一种病因复杂的慢性炎症性皮肤病，其特征是剧烈瘙痒和复发性湿疹样病变，影响 15%～20% 的儿童和 5%～10% 的成年人。多项研究发现，特应性皮炎与其伴发的焦虑互相影响，需要在临床工作中加以关注，治疗时可根据特应性皮炎严重程度及伴随焦虑情况确定综合治疗方法，必要时加用抗焦虑药物或转诊精神科医生，可一定程度上缓解特应性皮炎患者的瘙痒以及改善皮肤状况。

参 考 文 献

[1] Weidinger S, Novak N. Atopic dermatitis [J]. Lancet, 2016, 387 (10023): 1109 - 1122.

[2] Tsakok T, Woolf R, Smith C H, et al. Atopic dermatitis: The skin barrier and beyond[J]. The British Journal of Dermatology, 2019, 180(3): 464 - 474.

[3] Fabrazzo M, Cipolla S, Signoriello S, et al. A systematic review on shared biological mechanisms of depression and anxiety in comorbidity with psoriasis, atopic dermatitis, and hidradenitis suppurativa[J]. European Psychiatry, 2021, 64(1): e71.

[4] Chiesa Fuxench Z C, Block J K, Boguniewicz M, et al. Atopic dermatitis in

America study: A cross-sectional study examining the prevalence and disease burden of atopic dermatitis in the US adult population [J]. The Journal of Investigative Dermatology, 2019, 139(3): 583 - 590.

[5] Charman C R, Venn A J, Williams H C. The patient-oriented eczema measure: Development and initial validation of a new tool for measuring atopic eczema severity from the patients' perspective [J]. Archives of Dermatology, 2004, 140(12): 1513 - 1519.

[6] Rønnstad A T M, Halling-Overgaard A S, Hamann C R, et al. Association of atopic dermatitis with depression, anxiety, and suicidal ideation in children and adults: A systematic review and meta-analysis [J]. Journal of the American Academy of Dermatology, 2018, 79(3): 448 - 456. e30.

[7] Kern C, Wan J, LeWinn K Z, et al. Association of atopic dermatitis and mental health outcomes across childhood: A longitudinal cohort study [J]. JAMA Dermatology, 2021, 157(10): 1200 - 1208.

[8] Kwatra S G, Gruben D, Fung S, et al. Psychosocial comorbidities and health status among adults with moderate-to-severe atopic dermatitis: A 2017 US national health and wellness survey analysis[J]. Advances in Therapy, 2021, 38(3): 1627 - 1637.

[9] Eckert L, Gupta S, Amand C, et al. Impact of atopic dermatitis on health-related quality of life and productivity in adults in the United States: An analysis using the National Health and Wellness Survey[J]. Journal of the American Academy of Dermatology, 2017, 77(2): 274 - 279. e3.

[10] Simpson E L, Bieber T, Eckert L, et al. Patient burden of moderate to severe atopic dermatitis (AD): Insights from a phase 2b clinical trial of dupilumab in adults[J]. Journal of the American Academy of Dermatology, 2016, 74(3): 491 - 498.

[11] Holm J G, Agner T, Clausen M L, et al. Quality of life and disease severity in patients with atopic dermatitis [J]. Journal of the European Academy of Dermatology and Venereology: JEADV, 2016, 30(10): 1760 - 1767.

[12] Kim S H, Hur J, Jang J Y, et al. Psychological distress in young adult males with atopic dermatitis: A cross-sectional study [J]. Medicine, 2015, 94

(23)：e949.

[13] Silverberg J I, Gelfand J M, Margolis D J, et al. Symptoms and diagnosis of anxiety and depression in atopic dermatitis in U. S. adults[J]. The British Journal of Dermatology, 2019, 181(3)：554 - 565.

[14] Silverberg J I. Comorbidities and the impact of atopic dermatitis[J]. Annals of Allergy, Asthma & Immunology：Official Publication of the American College of Allergy, Asthma, & Immunology, 2019, 123(2)：144 - 151.

[15] Kuhn H, Mennella C, Magid M, et al. Psychocutaneous disease：Pharmacotherapy and psychotherapy[J]. Journal of the American Academy of Dermatology, 2017, 76(5)：795 - 808.

[16] Schonmann Y, Mansfield K E, Hayes J F, et al. Atopic eczema in adulthood and risk of depression and anxiety：A population-based cohort study[J]. The Journal of Allergy and Clinical Immunology in Practice, 2020, 8(1)：248 - 257. e16.

[17] Xie Q W, Dai X L, Tang X F, et al. Risk of mental disorders in children and adolescents with atopic dermatitis：A systematic review and meta-analysis[J]. Frontiers in Psychology, 2019, 10：1773.

[18] Silverberg J I, Kantor R W, Dalal P, et al. A comprehensive conceptual model of the experience of chronic itch in adults [J]. American Journal of Clinical Dermatology, 2018, 19(5)：759 - 769.

[19] Labrecque G, Vanier M C. Biological rhythms in pain and in the effects of opioid analgesics[J]. Pharmacology & Therapeutics, 1995, 68(1)：129 - 147.

[20] Buske-Kirschbaum A, Schmitt J, Plessow F, et al. Psychoendocrine and psychoneuroimmunological mechanisms in the comorbidity of atopic eczema and attention deficit/hyperactivity disorder [J]. Psychoneuroendocrinology, 2013, 38(1)：12 - 23.

[21] Suárez A L, Feramisco J D, Koo J, et al. Psychoneuroimmunology of psychological stress and atopic dermatitis：Pathophysiologic and therapeutic updates[J]. Acta Dermato-Venereologica, 2012, 92(1)：7 - 15.

[22] Ménard C, Pfau M L, Hodes G E, et al. Immune and neuroendocrine mechanisms of stress vulnerability and resilience [J]. Neuropsychopharmacology：Official

Publication of the American College of Neuropsychopharmacology，2017，42(1)：62-80.

[23] Dantzer R，O'Connor J C，Freund G G，et al. From inflammation to sickness and depression：When the immune system subjugates the brain[J]. Nature Reviews Neuroscience，2008，9：46-56.

[24] Chen L L，Deng H D，Cui H M，et al. Inflammatory responses and inflammation-associated diseases in organs[J]. Oncotarget，2018，9(6)：7204-7218.

[25] McEwen B S. The untapped power of allostasis promoted by healthy lifestyles[J]. World Psychiatry：Official Journal of the World Psychiatric Association (WPA)，2020，19(1)：57-58.

[26] Feldman R. What is resilience：An affiliative neuroscience approach[J]. World Psychiatry：Official Journal of the World Psychiatric Association (WPA)，2020，19(2)：132-150.

[27] Yeom M，Ahn S，Jang S Y，et al. Acupuncture attenuates comorbid anxiety-and depressive-like behaviors of atopic dermatitis through modulating neuroadaptation in the brain reward circuit in mice[J]. Biological Research，2022，55(1)：28.

[28] Raap U，Werfel T，Goltz C，et al. Circulating levels of brain-derived neurotrophic factor correlate with disease severity in the intrinsic type of atopic dermatitis[J]. Allergy，2006，61(12)：1416-1418.

[29] Govindarajan A，Rao B S，Nair D，et al. Transgenic brain-derived neurotrophic factor expression causes both anxiogenic and antidepressant effects [J]. Proceedings of the National Academy of Sciences of the United States of America，2006，103(35)：13208-13213.

[30] Yeom M，Ahn S，Oh J Y，et al. Atopic dermatitis induces anxiety-and depressive-like behaviors with concomitant neuronal adaptations in brain reward circuits in mice[J]. Progress in Neuro-Psychopharmacology & Biological Psychiatry，2020，98：109818.

[31] Buske-Kirschbaum A，Geiben A，Hollig H，et al. Altered responsiveness of the hypothalamus-pituitary-adrenal axis and the sympathetic adrenomedullary system to stress in patients with atopic dermatitis [J]. The Journal of Clinical

Endocrinology & Metabolism, 2002, 87(9): 4245 - 4251.

[32] Matsunaga M C, Yamauchi P S. IL-4 and IL-13 inhibition in atopic dermatitis[J]. Journal of Drugs in Dermatology: JDD, 2016, 15(8): 925 - 929.

[33] Kaga M, Nakamoto Y, Nakamura K, et al. Stress sensitivity in patients with atopic dermatitis in relation to the translocator protein 18 kDa (TSPO)[J]. Journal of Nippon Medical School = Nippon Ika Daigaku Zasshi, 2014, 81(3): 148 - 156.

[34] Scarf A M, Ittner L M, Kassiou M. The translocator protein (18 kDa): Central nervous system disease and drug design[J]. Journal of Medicinal Chemistry, 2009, 52(3): 581 - 592.

[35] Gavish M, Bachman I, Shoukrun R, et al. Enigma of the peripheral benzodiazepine receptor[J]. Pharmacological Reviews, 1999, 51(4): 629 - 650.

[36] Nothdurfter C, Baghai T C, Schüle C, et al. Translocator protein (18kDa) (TSPO) as a therapeutic target for anxiety and neurologic disorders[J]. European Archives of Psychiatry and Clinical Neuroscience, 2012, 262(2): 107 - 112.

[37] Silverberg J I, Gelfand J M, Margolis D J, et al. Patient burden and quality of life in atopic dermatitis in US adults: A population-based cross-sectional study[J]. Annals of Allergy, Asthma & Immunology: Official Publication of the American College of Allergy, Asthma, & Immunology, 2018, 121(3): 340 - 347.

[38] 中华医学会皮肤性病学分会免疫学组, 特应性皮炎协作研究中心. 中国特应性皮炎诊疗指南(2020 版)[J]. 中华皮肤科杂志, 2020, 53(2): 81 - 88.

[39] Kawana S, Kato Y, Omi T. Efficacy of a 5-HT1a receptor agonist in atopic dermatitis[J]. Clinical and Experimental Dermatology, 2010, 35(8): 835 - 840.

[40] Park H J, Ahn S, Lee H, et al. Acupuncture ameliorates not only atopic dermatitis-like skin inflammation but also acute and chronic serotonergic itch possibly through blockade of 5 - HT2 and 5-HT7 receptors in mice[J]. Brain, Behavior, and Immunity, 2021, 93: 399 - 408.

[首都医科大学宣武医院皮肤科　张海萍　张艺丹]

附一:汉密尔顿焦虑量表(HAMA)

评定项目	评定内容	得分				
		无	轻	中	重	严重
1. 焦虑心境	担心、担忧,感到有最坏的事情将要发生,容易激惹	0	1	2	3	4
2. 紧张	紧张感、易疲劳、不能放松,情绪反应,易哭、颤抖、感到不安	0	1	2	3	4
3. 害怕	害怕黑暗、陌生人、一人独处、动物、乘车或旅行及人多的场合	0	1	2	3	4
4. 失眠	难以入睡、易醒、睡得不深、多梦、夜惊、醒后感疲倦	0	1	2	3	4
5. 认知功能	注意力不能集中,记忆力差	0	1	2	3	4
6. 抑郁心境	丧失兴趣、对以往爱好缺乏快感、忧郁、早醒、昼重夜轻	0	1	2	3	4
7. 肌肉系统症状	肌肉酸痛、活动不灵活、肌肉抽动、肢体抽动、牙齿打颤、声音发抖	0	1	2	3	4
8. 感觉系统症状	视物模糊、发冷发热、软弱无力感、浑身刺痛	0	1	2	3	4
9. 心血管系统症状	心动过速、心悸、胸痛、血管跳动感、昏倒感、心博脱漏	0	1	2	3	4
10. 呼吸系统症状	胸闷、窒息感、叹息、呼吸困难	0	1	2	3	4
11. 胃肠道症状	吞咽困难、嗳气、消化不良(进食后腹痛、腹胀、恶心、胃部饱感)、肠鸣、腹泻、体重减轻、便秘	0	1	2	3	4
12. 生殖泌尿系统症状	尿意频数、尿急、停经、性冷淡、早泄、阳痿	0	1	2	3	4
13. 植物神经系统症状	口干、潮红、苍白、易出汗、易起"鸡皮疙瘩"、紧张性头痛、毛发竖起	0	1	2	3	4
4. 会谈时行为表现	(1) 一般表现:紧张、不能松弛、忐忑不安、咬手指、紧紧握拳、摸弄手帕、面肌抽动、不停顿足、手发抖、皱眉、表情僵硬、肌张力高、叹息样呼吸、面色苍白; (2) 生理表现:吞咽、打呃、安静时心率快、呼吸快(20 次/分以上)、腱反射亢进、震颤、瞳孔放大、眼睑跳动、易出汗、眼球突出	0	1	2	3	4
总分						

附二:广泛性焦虑自评量表

根据过去 2 周情况,请您回答是否存在下列描述的状况及频率,请看清楚问题后选出最符合您实际情况的选项

问题	选项			
	0分	1分	2分	3分
1. 感觉紧张、焦虑或急切	完全不会	好几天	一半以上的天数	几乎每天
2. 不能够停止或控制担忧				
3. 对各种各样的事情担忧过多				
4. 很难放松下来				
5. 由于不安而无法静坐				
6. 变得容易烦躁或急躁				
7. 感到似乎将有可怕的事情发生而害怕				
总分:_____				
评分标准:当患者得分≥10 分则判定患者存在焦虑,建议到精神科进行诊治				